汉竹主编 ● 亲亲乐读系列

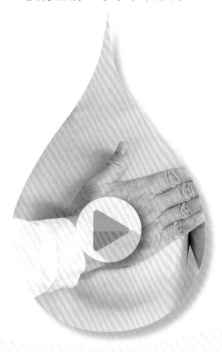

催乳按摩：

视频版

李红萍 编著

扫描二维码
催乳按摩同步学

江苏凤凰科学技术出版社
·南京·

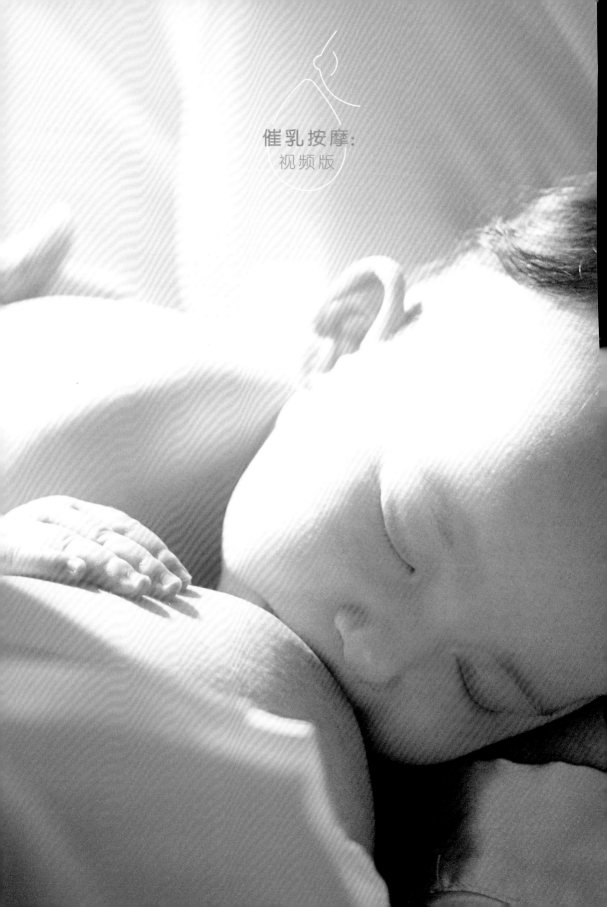

催乳按摩：
视频版

导　读

产后缺乳就只能放弃母乳喂养了？

一点中医基础都没有，怎么取穴按摩？

催乳能用中药吗？

……

母乳是上天赐予孩子的礼物，没有任何食物能像母乳一样，如此适合新生儿的消化器官。当新妈妈满心欢喜地憧憬着哺喂宝宝的幸福场景时，却被缺乳浇了一盆冷水。

本书作者李红萍老师对催乳有着深入的研究和丰富的临床经验，在编写本书的过程中，她常向小编说，希望这本书能给新妈妈带来实实在在的帮助。为此，她专门为本书录制了视频。从取穴到按摩手法，扫一下书中二维码，手机或平板电脑上就能直接观看。不论你是产后普通型缺乳、气血不足型缺乳、肝郁气滞型缺乳、乳汁淤积型缺乳，还是由其他原因造成的产后乳汁不足，都能在书中找到相应的按摩方法。跟着视频操作，即使是完全没有中医基础的妈妈也能轻松学会。

产后催乳很重要，乳房保健也不能忘。乳房下垂、急性乳腺炎、乳房肿胀疼痛等常见的乳房问题，都可以通过正确的哺乳方式和乳房保健来预防，让你成为一个健康美丽的哺乳妈妈。

除了按摩，也可以用中药调理，王不留行、当归、黄芪、通草等，都是好选择，再搭配上鲫鱼、猪蹄、黄花菜、花生等食材，就是一道道美味又催乳的月子餐。

按摩、食疗双管齐下，让产后缺乳的新妈妈重新拥有母乳喂养的自信和权利，不再留有遗憾。

Contents 目录

第一章

想下奶要先懂乳房

第二章
催乳按摩基础课

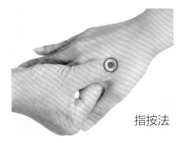
指按法

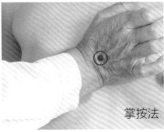
掌按法

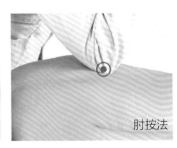
肘按法

第三章

一看就会的催乳按摩

第四章

产后乳房保健按摩

第五章
6 周饮食催乳方案

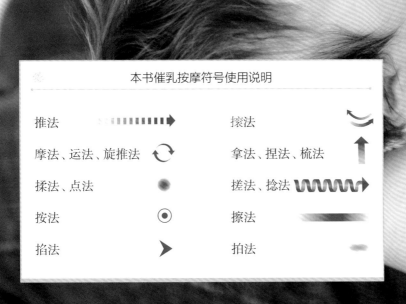

本书催乳按摩符号使用说明	
推法	擦法
摩法、运法、旋推法	拿法、捏法、梳法
揉法、点法	搓法、捻法
按法	擦法
掐法	拍法

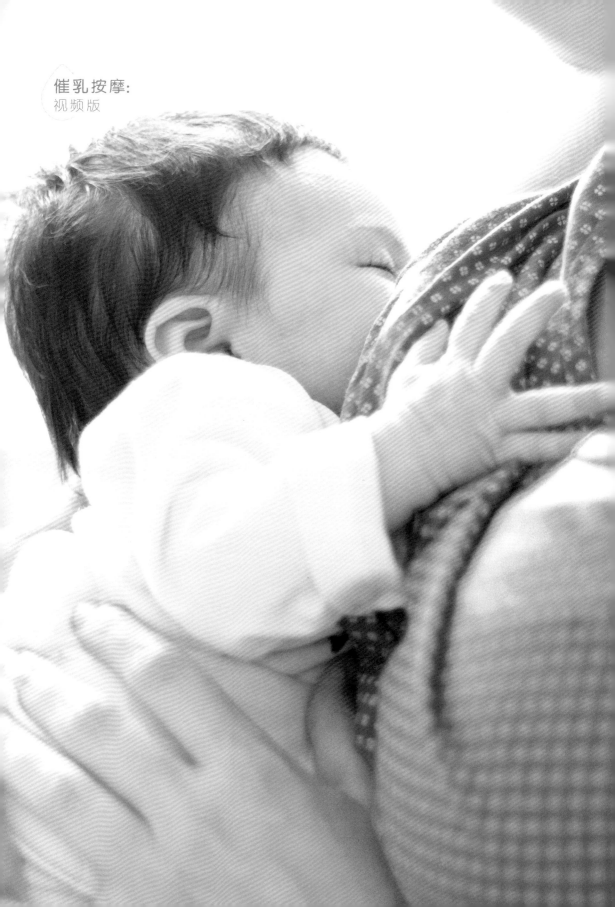

催乳按摩:
视频版

第一章

想下奶
要先懂乳房

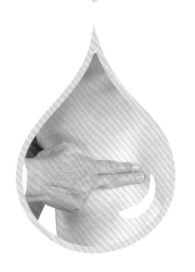

认识你的乳房

扫一扫 看视频

乳房的结构分为外部结构和内部结构，外部结构包括乳头、乳晕和乳房体3部分，妈妈们应该不会陌生；而对乳房内部结构，妈妈们可能就不怎么了解了。之所以要在这里讲乳房的内外部结构，是因为这和产后的哺乳与催乳紧密相关。

乳房的外部结构

乳房的外部结构包括乳头、乳晕和乳房体3部分。

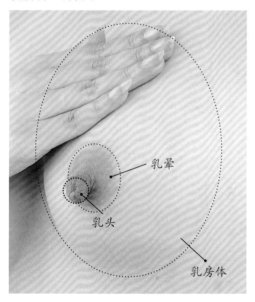

乳晕

乳头

乳房体

乳头

乳头位于乳房的中心部位，两侧对称，呈筒状或圆锥状，颜色呈粉红色或棕色。乳头的直径为0.8~1.5厘米，高出乳房体1~2厘米。

乳头由致密的结缔组织和平滑肌组成，平滑肌层呈环形排布，乳头的表面覆盖着复层鳞状角质上皮，上皮层很薄。乳头上有输乳管的开口，是乳汁流出的通道。

除了正常情况外，乳头还可能会有以下异常状况。

小乳头	乳头长度和直径都小于0.5厘米。
巨大乳头	乳头直径大于2.5厘米。
扁平乳头	乳头长度小于0.5厘米。
凹陷乳头	乳头凹陷在乳晕中无法凸出外部。
多乳头畸形	乳腺上有过多的乳头，又称为副乳头或多余乳头。

乳晕

乳头周围有一圈色素沉着的皮肤叫乳晕，直径为3~4厘米。青春期的乳晕一般呈玫瑰红色，怀孕后因色素沉着而加深，一般呈褐色或深褐色。其皮脂腺又称乳晕腺，肥大而表浅，分泌物可保护皮肤，有润滑乳头和宝宝口唇的作用。

乳房体

乳头以下呈半球状或圆锥状的部分为乳房体。

● 乳房的内部结构

乳房内部主要由乳腺、输乳管、脂肪组织和纤维组织等组成。乳房内部结构就像一棵倒着生长的小树,乳头即是"树根",而"树冠"则是分支众多的呈辐射状排列的乳腺叶,在其周围还有脂肪、纤维组织以及神经、血管和淋巴管。

乳腺

乳腺是乳房的主要结构,其结构类似于皮脂腺,机能活动近似汗腺,主要作用是分泌乳汁。乳腺由15~25个腺叶组成,每个腺叶分成若干个腺小叶,每个腺小叶又由10~100个腺泡组成。这些腺泡紧密排列在小乳管周围,开口与小乳管相连。

输乳管

输乳管又叫乳腺导管,作用是输送乳汁。多个小乳管汇集成整个腺叶的输乳管。输乳管在乳头处较为狭窄,继之膨大如壶腹,被称为输乳管窦,有存乳的作用。输乳管以乳头为中心呈放射状排列,汇集于乳晕,开口于乳头,开口称为输乳孔。

脂肪组织

脂肪组织在乳房内呈囊状,包于乳腺周围,形成一个半球状的整体,也被称为脂肪囊,这是决定乳房大小的主要因素。脂肪囊的厚薄会因年龄、是否生育等原因而不同,个体的差异也很大。

脂肪囊只和乳房大小有关,乳房大只能表明脂肪囊比较厚,和泌乳量没多

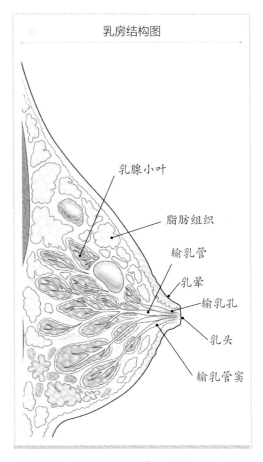

乳房结构图

乳腺小叶
脂肪组织
输乳管
乳晕
输乳孔
乳头
输乳管窦

大关系,泌乳量实际上和乳腺组织以及输乳管是否通畅有关。

纤维组织

纤维组织主要是乳房悬韧带,起固定和支持作用,一方面固定乳房,另一方面可以使乳房有一定的移动性。

此外,乳房还分布着丰富的血管、淋巴管和神经。血管和淋巴管主要为乳房提供养分和排除废物,维持新陈代谢;神经与乳房皮肤的感觉器相连,可感知外边刺激,促进泌乳。

乳汁是怎样产生的

扫一扫 看视频

宝宝出生后，妈妈的乳房开始进入泌乳状态，泌乳量会逐渐增多，以满足宝宝的需求；而断奶后，乳汁就会逐渐消失。那么，乳汁是怎么产生的呢？

泌乳是一个复杂的过程，医学上称之为"神经体液调节机制"，简单来说主要包括3个生理过程。

● 乳汁的生成

这是由下丘脑和垂体前叶来控制的。脑垂体前叶会分泌一种叫垂体泌乳素的激素，使乳腺细胞从血液里吸收养分和水，生成乳汁。

● 乳汁的分泌

乳腺细胞生成乳汁后，会将乳汁分泌到腺泡里。

● 乳汁的排出

宝宝每次吮吸乳头时，吮吸刺激会促使脑垂体前叶释放泌乳素，这时候腺泡周围的肌肉细胞收缩，刺激乳汁排出。宝宝吮吸30~90秒后，输乳管压力增高，促使乳汁流出。在这个过程中，泌乳素起着重要的作用，同时还有雌激素、孕激素、生长激素、甲状腺素、肾上腺皮质激素、胰岛素等多种激素共同参与调节。

如果分泌的乳汁不能及时排出，积蓄在乳房内，会使乳房内压升高，促使下丘脑泌乳素抑制因子的产生，从而抑制泌乳素释放因子，使乳腺细胞的分泌机能受到抑制，乳汁分泌量就会相应减少。

● 泌乳和排乳过程

宝宝吮吸乳头

乳头给新妈妈大脑发送信号

刺激泌乳素释放

触发泌乳反应

乳腺细胞分泌乳汁

乳汁排出

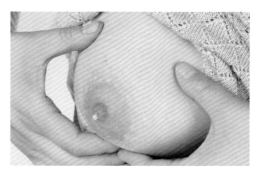

乳头受到刺激后，就会引起排乳反射，新妈妈只要用手轻轻挤压乳头，乳汁就能流出。

母乳的营养成分

母乳是专门为宝宝量身打造的理想食物，除了含一般的营养成分外，还含有大量的免疫物质，因此也被称作宝宝的"第一剂疫苗"。当然了，母乳中的营养成分在不同时期各有侧重点，以满足宝宝不同成长阶段的需求。

乳汁的主要营养成分

营养素	营养功效
蛋白质	乳清蛋白的比例占70%，酪蛋白占30%，易被肠胃吸收；免疫球蛋白能帮助宝宝构建自身的免疫系统。
碳水化合物	乳糖可使宝宝大便通畅，还能促进宝宝对矿物质元素的吸收。
脂肪	占乳汁总热量的50%，其中的亚麻酸、亚油酸、DHA可提高宝宝视觉能力，促进宝宝神经发育。
矿物质元素	含铁量低，但易于吸收；钙、锌、碘等含量丰富。
维生素	富含维生素A、维生素C，但维生素D、维生素K含量较低，需额外补充。

乳汁的4个阶段

乳汁按照产生的时间可以分为4类，不同时间段内乳汁的营养素侧重点各有不同，以满足宝宝在各个时期的发育需要。

1. 初乳（产后5天内）

含有丰富的热量、蛋白质、矿物质等营养成分，并含有丰富的免疫类物质，如免疫球蛋白等。

初乳呈透明、黄色或淡黄色，外观稀薄、发黏，量少，但质量好、营养高，正符合新生宝宝胃容量小、消化能力弱、营养需求高的生理特点。与以后各期相比，初乳脂肪和乳糖含量较少，但更适合宝宝吸收。初乳还有轻泻作用，有助于胎便及早排出。

2. 过渡乳（5~10天）

所含蛋白质量逐渐减少，而脂肪和乳糖含量逐渐增加，是初乳向成熟乳的过渡。

3. 成熟乳（11天~9个月）

成熟乳中的蛋白含量虽然较初乳少，但各种蛋白质成分比例适当，脂肪和碳水化合物以及维生素、矿物质丰富，并含有帮助消化的酶类和免疫物质。

4. 晚乳（10个月以上）

此时母乳的量和乳汁的各种营养成分均有下降，但是仍较配方奶有营养。如果妈妈有乳汁，可坚持母乳喂养，但是要注意添加辅食。

为什么有的新妈妈会缺乳

扫一扫 看视频

据统计，在顺产的情况下，约有30%的新妈妈会有缺乳的现象，而在剖宫产新妈妈中，这一比例更高。导致缺乳的因素有很多，如乳腺组织少、输乳管不通、某些疾病、饮食不当、哺乳方式不当以及其情绪变化等，其中大部分都是可以通过适当的方法来改善的。

与乳腺组织有关

经常会听见一些新妈妈抱怨说，我的乳房又大又好，却没有多少奶水，而有些人乳房不大，奶水却很多，孩子吃也吃不完。其实，新妈妈泌乳量的多少与乳房的结构有关。乳房主要由乳腺、脂肪和纤维组织组成，但只有乳腺组织有泌乳作用。泌乳量的多少和乳腺组织的数量成正比，与乳房的大小、形态没有直接关系。如果乳腺组织较少，泌乳量自然不会多；相反，乳房体积虽小，但如果乳腺组织较多，泌乳量就会比较充足。

与宝宝是否吮吸有关

吮吸是宝宝的先天本能，吮吸刺激得越早，乳汁分泌得就越早，泌乳量也就越多。另外，宝宝的哭声也是一种强有力的刺激因素。早开奶、早刺激、母子同室等，都可以促进乳汁分泌。

与生理因素有关

身体健康是正常哺乳的基本前提。新妈妈如果有营养不良、严重贫血，或有肝炎、结核、甲状腺疾病等，都很难维持正常的哺乳。

与饮食调理有关

饮食催乳要看新妈妈母乳喂养情况，一般第2周饮食就可以开胃补气血。除了补充充足的蛋白质、脂肪、碳水化合物、维生素和矿物质外，还要重视补充水分，这是乳汁分泌的物质基础，包括食物中的水分，每日应摄取2 700~3 200毫升。

与输乳管是否通畅有关

乳汁生成后，必须从乳腺细胞分泌到腺泡里，再通过输乳管排出。输乳管如果堵塞，就会影响泌乳，继而影响乳汁分泌。

与哺乳方法有关

哺乳时应该左右乳房轮换着喂，先吃空一侧的乳房再换另一侧。下次哺乳也应该从上次最后被吃的一侧乳房开始。多余的乳汁可以挤出来，这样有利于乳房的排空和乳汁的再分泌。

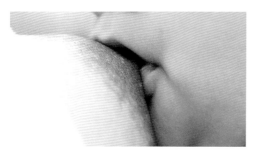

产后心情影响乳汁分泌

经常有新妈妈咨询，昨天乳汁分泌还好好的，今天怎么就突然没奶了？细问之下，原来是家里有了矛盾，新妈妈出现抑郁、烦恼、恐惧、焦虑等不良情绪，导致内分泌紊乱，这种不良情绪不但影响乳汁的量，还会影响乳汁的质。

中医观点

唐代著名医学家孙思邈所著的《备急千金要方》中就指出："凡乳母者，其血气为乳汁也。五情善恶，悉血气所生。其乳儿者，皆须性情和善。"这句话是说：哺乳期妈妈的乳汁是由血气转化而来。五情善恶，都是血气的变化产生的。哺乳期的新妈妈必须要性情和善才行。如果心情不好，气血运行就会不正常，分泌的乳汁也必然会受到影响。孙思邈还指出：妈妈发怒后给宝宝喂奶，会使宝宝易受惊恐，发生"气疝"病，还会使宝宝发生哮喘等疾患。

西医理论

在西医里，乳汁分泌是一个复杂且由多种内分泌参与的生理过程。泌乳素在泌乳的启动和维持乳汁分泌中起重要作用。如果新妈妈出现较严重的情绪问题，不但会影响泌乳素的分泌，而且由于情绪低落、易疲劳、饮食和睡眠欠佳等，也会造成新妈妈对母乳喂养不够积极。

特别是有些新妈妈发现自己乳汁变少后，就对让宝宝多吮吸乳头或按时哺乳失去积极性，结果导致乳汁分泌量逐渐减少。这反过来又导致新妈妈对母乳喂养更没信心，由此形成恶性循环，最终导致整个哺乳期母乳喂养率下降，最后只能选用配方奶粉喂养。

不管从中医还是西医看，产后新妈妈的家人特别是丈夫，应多陪伴，多关怀，帮助新妈妈消除产后紧张恐惧的心理，顺利度过这一特殊时期。

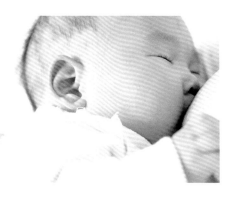

就算一开始乳汁少，新妈妈也要有信心，要积极地让宝宝多吮吸。

早接触早吮吸，让母乳顺利到来

宝宝终于平安降临了！虽然刚经历过分娩的新妈妈很疲惫，但医生还是会第一时间把宝宝抱过来，让新妈妈和宝宝进行第一次亲密接触。第一次的亲密接触无论对宝宝还是妈妈，都意义重大。分娩后胎盘脱出，泌乳素就开始分泌，如果在一段时间内乳房没有获得吮吸的良性刺激，泌乳素的分泌就会慢慢下降，乳汁也会随之减少。

● 早吮吸，母乳喂养第一步

吮吸反射在宝宝出生后10~30分钟内最强，多数宝宝出生10~15分钟后就会自发地吮吸乳头。乳头是宝宝的视觉标志，宝宝凭借本能可找到乳头并开始吮吸，这时宝宝吮吸的就是新妈妈的初乳。建议让宝宝在出生后30分钟开始吮吸双侧乳头，以得到每一滴初乳。

产后30分钟内的接触及早吮吸、早练习，可以巩固吮吸反射、觅食反射及吞咽反射，不但能让宝宝得到初乳，而且能刺激新妈妈泌乳，促进乳汁分泌，有利于母乳喂养成功。

● 哺乳给宝宝安全感

当医生把宝宝带到新妈妈身边时，新妈妈可以抱着宝宝，把脸贴近宝宝，看着宝宝，通过这种肌肤接触、眼神交流，会加深宝宝对新妈妈的感情，也让宝宝更有安全感，对今后的哺乳也有好处。而哺乳就是肌肤接触的重要方式，新妈妈尽早让宝宝尝到甘甜的乳汁，能使宝宝得到更多的母爱和温暖，减少来到人间的陌生感。

● 分娩后半小时就可以开奶

一般情况下，若分娩时新妈妈、宝宝一切正常，半小时到2小时以内就可以开奶。因此，建议产后半小时内开始哺乳。尽早开奶有利于乳汁分泌，不仅能增加泌乳量，而且可以促使输乳管通畅，预防奶胀及乳腺炎。宝宝也可通过吮吸和吞咽促进肠蠕动及胎便的排泄。早喂奶还能及早建立起亲子感情，让母子关系更融洽。

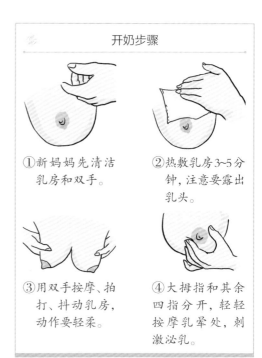

开奶步骤

①新妈妈先清洁乳房和双手。

②热敷乳房3~5分钟，注意要露出乳头。

③用双手按摩、拍打、抖动乳房，动作要轻柔。

④大拇指和其余四指分开，轻轻按摩乳晕处，刺激泌乳

母婴同室，促进乳汁分泌

母婴同室就是让新妈妈与宝宝在同一个房间内，保持一天内大部分时间都在一起。分娩后，给宝宝进行一系列检查后就可以母婴同室了。母婴同室，新妈妈便能彻底摒弃牵挂之心，身体和心理得到彻底的放松和休息，从而分泌出大量的乳汁。

分娩后，新妈妈雌激素、孕激素、泌乳素等激素交替发挥作用，并且很不稳定，宝宝如果不在身边，泌乳素的分泌就会减少，导致乳汁分泌减少。母婴同室，新妈妈看到宝宝、摸到宝宝、听到宝宝的哭声都可以刺激泌乳素的分泌，增加乳汁分泌。

产后第1天没奶水很正常

很多新妈妈产后第1天没有奶水，内心会很焦虑。其实产后第1天没奶水是很正常的，妈妈不必太担心。

产后多久下奶因人而异，平均来看，如果是第一次做妈妈，产后3~4天，奶水就会逐渐增多。如果不是第一次做妈妈，下奶可能会更早一点儿，大概在产后2~3天内下奶。不管产后下奶的时间是早还是晚，抓紧在产后喂奶，给宝宝喂奶越频繁，下奶就越快。

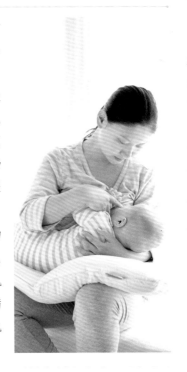

其实，有的妈妈在孕期就会产生少量的初乳。宝宝出生后，妈妈体内的泌乳素急剧升高，乳房开始制造乳汁。直到宝宝不断吮吸，泌乳素水平达到一定程度，乳房中的乳汁才会满满地溢出来。宝宝吮吸得越多，泌乳素的分泌也会越多，妈妈的奶水来得就越快。

开奶前不宜用母乳替代品喂养宝宝

如果开奶前用母乳替代品喂宝宝，会使宝宝产生"乳头错觉"，这是由于奶瓶的奶嘴比新妈妈的乳头更易吮吸。另外，因为配方奶比母乳甜，这些都会造成宝宝习惯吃配方奶而不爱吃母乳，从而导致母乳喂养失败。

乳房排空是保证母乳量的好办法

扫一扫 看视频

很多新妈妈觉着奶水存在乳房里，宝宝这次吃不完，还可以下次吃，这么做可是犯了大错误！乳房是个非常精妙的供需器官，宝宝吮吸得越多，乳汁分泌也就越多。排空乳房的动作类似于宝宝的吮吸刺激，可促进乳汁分泌。每次哺乳后应尽量排空乳房内的余奶，充分排空乳房，这样会刺激泌乳。

◌ 何种情况下需要挤奶

①产后新妈妈奶胀而宝宝又不能很好地含接时。

②早产儿、低体重儿不能吮吸时。

③新妈妈患有乳腺炎或乳汁淤积时。

④宝宝练习吮吸凹陷乳头时。

⑤宝宝拒绝吮吸时。

⑥宝宝生病吮吸不足时。

⑦新妈妈工作或外出，母婴分离时。

◌ 上班的新妈妈更应排空乳汁

对于已经休完产假的新妈妈，每日排空乳汁更是必要的，它可以保证宝宝在家能有充足的母乳食用。而对于早产宝宝的妈妈来说，每日多挤几次奶，以6～8次为宜，这样才能保证宝宝有充足的母乳吃。挤奶的动作与宝宝吮吸有异曲同工之妙，可以刺激乳腺分泌更多的乳汁。如果宝宝吃完一侧乳房后就饱了，妈妈要将另一侧乳房的乳汁也排空。

◌ 手工挤奶

手工挤奶前的准备工作：①洗净双手，准备一个脸盆和一条干净的毛巾。②盛放乳汁的容器可选大口径杯子、玻璃杯等，使用前洗净，用沸水煮过消毒。③妈妈取站姿或坐姿都可以，以感到舒适为好。④宜采用按摩、轻拍或用木梳梳理的方式刺激乳房产生射乳反射。

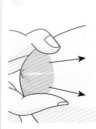

①将大拇指放在离乳头根部2厘米处的乳晕上，其余四指放在拇指对侧，大拇指和其余四指有节奏地向胸壁挤压，再放松。

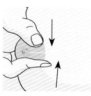

②向乳晕和乳头方向轻轻挤压，再放松。

③如此反复数次，乳汁就会流出来。

需要注意的是，不可压得过深，否则易引起乳腺导管阻塞，压乳晕的手指不应有滑动或摩擦式动作。

吸奶器挤奶

手动吸奶器

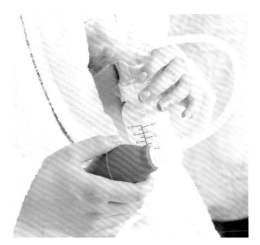

首先可通过挤压吸奶器后半部的橡皮球，使吸奶器呈负压。接着将吸奶器的广口端罩在乳头周围的皮肤上，不要漏气。然后放松橡皮球，乳汁就流出来了。每次吸奶前，都要给吸奶器消毒。

电动吸奶器

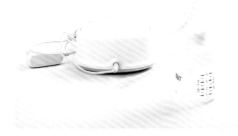

电动吸奶器的操作只要按照使用说明进行操作即可。需要注意的是，不论使用手动吸奶器还是电动吸奶器，每日都要清洗和消毒。

挑选吸奶器的要点

1. 具备适当的吸力。

2. 使用时乳头没有疼痛感。

3. 能够细微地调整吸引压力。

4. 宝宝的吮吸负压是180~220千帕，能模拟宝宝吮吸力度的吸奶器是最适合的，而不是力度越大的吸奶器越好，否则易伤到妈妈娇嫩的乳头。电动吸奶器要选择有多档力度可调节的。

这样挤奶，乳房舒服不变形

• 挤奶最关键的是轻揉乳头、挤压乳晕。即使乳汁很难排出，也不要使劲挤压，使蛮力只会弄伤乳房。

• 手指要勤换位置，可以上下、左右、斜着挤压，不要只挤压乳晕的一个部位，以防受伤。

• 尽量避免使用吸奶器。吸奶器是靠乳头给乳房表面施压，使乳汁流出，长期使用吸奶器易使乳头受伤。有些新妈妈用吸奶器吸奶时会感觉很痛，遇到这种情况，可以先用热毛巾敷一会儿乳房。吸的时候先用轻力，适应之后再慢慢加力。平时可以多按摩乳房，前几次也不宜吸太久。

正确的哺乳方式让下奶更快

扫一扫 看视频

新妈妈很容易忽略喂奶的技术问题，不掌握正确的喂奶姿势、频率和时间，会影响到乳汁分泌。哺乳可采取不同姿势，重要的是让新妈妈感觉心情愉快、体位舒适和全身肌肉松弛，这有益于乳汁排出及宝宝吮吸。无论选择哪种姿势，都应让宝宝与妈妈胸对胸、腹对腹、下颚对乳房，这有助于宝宝以轻松的方式吮吸更多奶水。

正确的哺乳方式

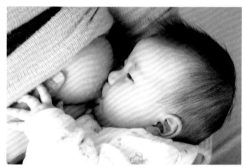

母乳喂养并不是简单地把乳头送到宝宝嘴里就可以了，妈妈喂奶的正确姿势是将拇指和四指分别放在乳房上、下方，托起整个乳房喂哺。

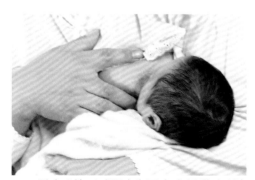

避免"剪刀式"过分用力夹托乳房（除非在奶流过急、宝宝有呛溢时），那样会反向推乳腺组织，阻碍宝宝将大部分乳晕含入口内，不利于充分挤压输乳管窦内的乳汁。

哺乳时先用乳头刺激宝宝嘴巴：用拇指和食指将乳房或乳头举起，微微上倾，挪向宝宝嘴边。将乳头在宝宝的嘴角处摩擦，刺激宝宝的吮吸反应，尽量让宝宝自己含住乳头。顺势让宝宝轻轻含住整个乳头和大部分乳晕。为了防止宝宝鼻部受压，须让宝宝头和颈略微伸展，以免乳房盖住鼻部而影响宝宝呼吸，但也要防止宝宝头部与颈部过度伸展，造成吞咽困难。

常见的3种哺乳姿势

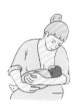

① 摇篮式
用手臂的肘关节支撑住宝宝的头部，使宝宝的腹部紧贴妈妈的身体。

② 侧卧式
妈妈侧卧位，让宝宝侧躺，面向妈妈，使宝宝的嘴和乳头保持同一水平。

③ 环抱式
用右前臂支撑宝宝的背部，让宝宝的颈部和头部枕在妈妈手上。

特殊乳头的哺乳技巧	
特殊乳头	哺乳技巧
小乳头	宝宝比较不容易含住乳头吮吸，只要让宝宝连着乳晕一起含住，还是可以母乳喂养的，前期可以使用假乳头。
巨大乳头	宝宝刚开始吮吸会感到不适应，但是经过几次摸索之后，宝宝就能习惯。
扁平乳头	只要让宝宝多吮吸，扁平乳头就能转变成正常乳头，宝宝就能吸得轻松、顺利，前期可以使用假乳头。
凹陷乳头	这类乳头要及早做好护理工作，以手指刺激或用吸奶器等都可以使乳头凸出，千万不要因为乳头凹陷就轻易放弃母乳喂养，前期可以使用假乳头。

宝宝小于3个月，躺着喂奶要谨慎

如果宝宝还没有3个月大，妈妈最好不要躺着给孩子喂奶。因为这时候宝宝的头和脖颈都没什么力气，如果妈妈不小心睡着了，孩子的鼻子和嘴巴都会被乳房压到，但是又无法自己挣开，就有可能发生窒息。当宝宝满4个月大了，就可以摆脱挤压，用手推开妈妈的乳房，或者把妈妈吵醒。

宝宝衔不住乳头怎么办

①在喂奶前用食指、中指和拇指捏起乳头，向外牵拉，每一下拉1秒，每次拉30下，然后再给宝宝喂奶。

②喂奶时用中指和食指夹住乳晕上方，可使乳头变得凸出，方便宝宝衔住，还能防止宝宝鼻孔被乳房堵住。

③每日用吸奶器吸乳头2次，每次5~10下，有助于乳头凸出，便于宝宝吮吸。

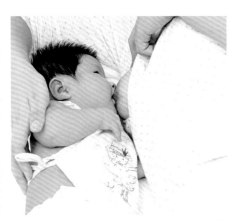

躺着喂奶时要避免乳房盖住宝宝的鼻子和嘴。

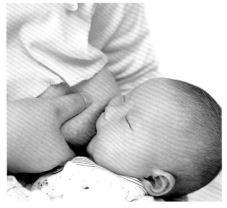

用拇指和食指或食指和中指夹住乳晕，可以使乳头更凸出，便于宝宝含住。

怎么判断母乳是否充足

产后多久下奶因人而异，平均来看，如果是第一次做妈妈，产后3~4天，奶水就会逐渐增多。如果乳房总是显得干瘪，说明乳汁缺乏，宝宝因此会吃不饱。如果乳汁充足，新妈妈在喂奶时另一侧乳房的乳汁会不自觉地外溢。

但由于很多人都是第一次做妈妈，受到配方奶粉广告宣传的影响，新妈妈们总觉得母乳喂养要像广告里那样，让宝宝一下吃进去半瓶多的量，宝宝才不饿。这里提供一些判断母乳是否充足、宝宝是否吃饱的方法。

看吃奶状态

正常的喂奶时间约为20分钟，如果超过30分钟，宝宝总是吃吃停停，而且吃到最后还不肯松开乳头，那么就可以判断母乳不足。如果出生2周后，哺乳间隔很短，宝宝2小时或1小时就哭泣要吃奶，这种情况可喂完奶后马上喂配方奶试试，如果宝宝大口喝，而且喝完后安静、满足、精神很好，就可判断为母乳不足。

看排便

乳汁充足，宝宝吃饱了，每日就会至少有6次的小便；每日的大便，呈黄色稀糊状。如果每日小便次数不足6次，大便少于2次，有时为绿色泡沫便，就可判断为母乳不足。

产后第1周宝宝的正常大小便次数和大便颜色			
日龄	小便次数	大便次数	大便颜色
第1天（出生日）			黑色
第2天			黑色或墨绿色
第3天			棕、黄绿、黄色
第4天			棕、黄绿、黄色
第5天			黄色
第6天			黄色
第7天			黄色

听声音

乳汁充足，宝宝吃奶时可听到咕嘟咕嘟的咽奶声，吃完奶后很少哭闹，睡觉踏实、安稳。如果宝宝吃奶时听不到连续的吞咽声，或声音很小，吮奶总是吃吃停停，或吃奶时突然放掉乳头哭啼，或刚喂奶不久宝宝就哭闹起来，喂奶前新妈妈也没有乳胀的表现，也没有感觉到宝宝吮吸时吐奶，那么就可能说明母乳不足，应引起重视。

看体重

宝宝出生1周左右，体重会出现生理性下降，这属于正常现象。10天以后，在母乳充足的前提下，宝宝体重会逐渐增加。因此，在宝宝出生10天后最好每周称一次体重。如果宝宝的体重平均每日增长10~30克，或每周增长125~300克，表明母乳充足。如果宝宝过了1个月，体重增长情况依然不佳，新妈妈就要注意是否是母乳不足了。

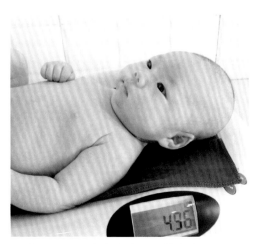

测量体重应该在宝宝空腹、排完大小便、不穿或穿很少衣服的情况下进行。

第1次喂奶，乳汁少也够吃

第1次喂奶，要记得放松，新妈妈放松了，宝宝自然也会放松。有的宝宝吸力弱，再加上妈妈乳房内部还没有形成流畅的"生产线"，头几口很费力，宝宝吸不出乳汁，就会大哭。此时，新妈妈可以稍稍用力挤压乳房，或让宝宝多吸几次，乳汁就会分泌出来。尽管量少，也是能够满足宝宝的需要的，不要因为宝宝哭闹，就拿起奶瓶喂他。

不要轻易放弃母乳喂养

母乳喂养能增强宝宝的免疫力，增进母子感情，也有助于产后恢复，使新妈妈身心放松、心情愉悦，还有助于预防乳腺癌等疾病。

母乳不够吃，不能单纯地看作母乳先天不足，应积极找出原因，分析是饮食不当、心情不好、精神疲劳，还是哺乳的方法不对，以便针对问题及时加以解决。不要轻易气馁，放弃母乳喂养。

网上疯传的催奶茶真的那么有效吗

乳汁不足，宝宝吃不饱，不少新妈妈对网上传得神乎其神的各种催奶茶动了心思，但真有那么神奇吗？其实，喝催奶茶只是辅助催奶的一部分，要想奶水充盈，还得依靠宝宝多吮吸才行。自家做的各种催奶汤如鲫鱼汤、猪蹄汤、蔬菜汤才最健康。

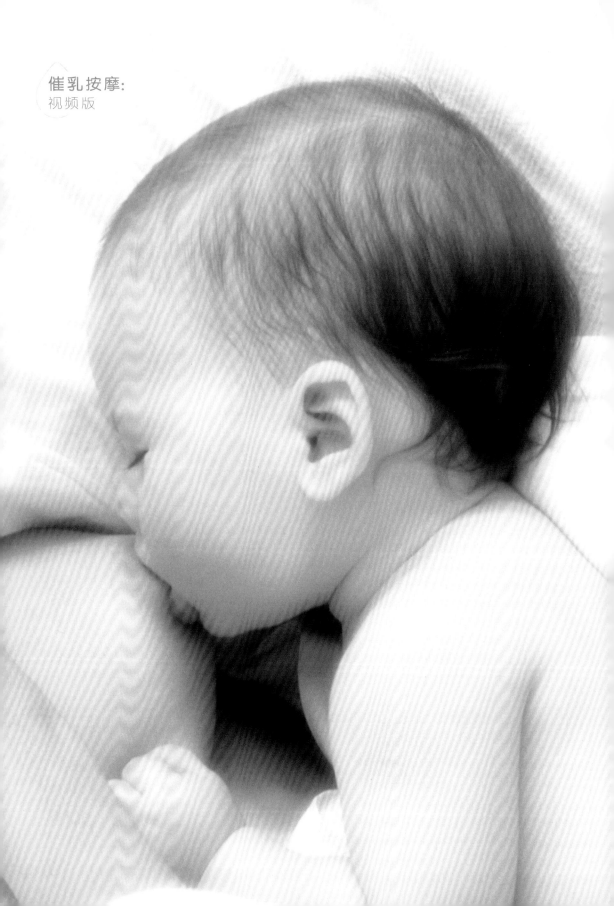

催乳按摩：
视频版

第二章

催乳按摩
基础课

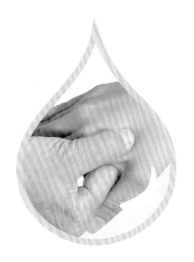

什么时候催乳效果最好

一般来说，顺产的新妈妈第2天进行催乳，剖宫产的新妈妈通气后进行催乳。这时体内雌激素下降，泌乳素上升，如果在这个时候疏通乳腺（俗称开奶）效果最好。

身体状况好且产后初乳量较多的新妈妈，可适当推迟喝催乳汤的时间，喝汤量也可适当减少，以免因乳房过度充盈、淤积而产生不适，甚至诱发急性乳腺炎。但如果新妈妈产后各方面情况比较差，则可适当早一点进食催乳汤，进食的汤量应根据其身体状况而定，防止因胃肠负担过重而引起消化不良。

同时，生产后只要身体允许就可以第一时间喂养宝宝，宝宝的吮吸也会刺激泌乳，还会促进子宫收缩，帮助身体恢复。

简单常用的催乳方法

梳法

用温热毛巾覆盖乳房，轻轻按摩后用牛角梳子顺着乳腺梳理。如果乳腺肿块不是很严重，牛角梳子梳理后用手按揉肿块1分钟，直接给宝宝吮吸或用吸奶器吸奶，3~4次就会改善。

吸奶器

如果乳房有肿块，可以先用吸奶器吸奶，等吸不出来时再让宝宝吸，同时用手指按揉肿块处。因为宝宝口腔接触乳头会刺激乳腺张开，经常这样喂奶可有效缓解乳胀。需注意，用吸奶器吸的母乳不能浪费掉，要喂给宝宝喝，因为宝宝经常吃后奶容易缺乏维生素及水分，所以一定要把挤出的前奶喂给宝宝。

饮食

一说到催乳，新妈妈可能首先想到的就是传统的鲫鱼汤、猪蹄汤。其实，催乳并非"大补"，而要讲究科学，既让自己奶量充足，又可修复元气且不发胖。除了鲫鱼、猪蹄、牛奶、花生等大家熟知的催乳食物外，每日多吃些新鲜蔬果，也有利于通乳催乳。除了充分摄入蛋白质外，还要重视水分的补充，这是乳汁分泌的物质基础，水分每日应摄取2 700~3 200毫升（主要是食物中的水，其次是饮用水）。

促进和减少泌乳的食物和中草药

①促进乳汁分泌的食物。动物性食物：鲫鱼、虾、鸡蛋、鸡肉、猪蹄、瘦肉、动物内脏、动物血、牛奶等；植物性食物：小米、糯米、黄豆、红豆、花生、核桃、芝麻、豆腐、藕粉、莲藕、莴笋、黄花菜、红枣、木瓜、黄酒、酒酿、芝麻油等。

②减少泌乳的食物。麦芽、含碱的食物如馒头。

③促进乳汁分泌的中草药。王不留行、黄芪、当归、通草、丝瓜络、漏芦、路路通等。具体到医院看身体情况，尽量不要自己盲目补充。

催乳的作用和优势

按摩和饮食是催乳的两个主要方式,相对于饮食催乳,按摩催乳不仅见效快,对各种类型的缺乳都有效,而且还有助于预防乳房疾病的发生。

● 催乳按摩的作用

减少乳胀带来的疼痛

产后乳胀会导致疼痛,就是所谓的"痛者不通,通者不痛"。按摩能理气活血,疏通经络,可以缓解甚至消除乳胀带来的疼痛。

疏通输乳管,增加乳汁分泌

大部分新妈妈的输乳管或多或少存在不畅通的情况,由于输乳管不畅通,导致宝宝吮吸困难,时间长了,会反馈性抑制脑垂体泌乳素分泌,乳汁的分泌量就会逐渐减少。通过按摩疏通输乳管,就能很好地解决这个问题。

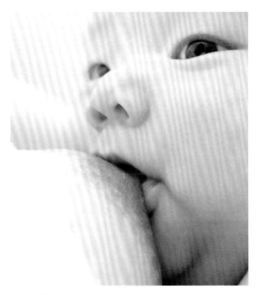

输乳管不畅通不仅使宝宝吮吸困难,而且影响乳汁进一步分泌。

缓解乳腺增生,减少乳腺炎发病率

现在80%的女性患有乳腺增生,药物只能缓解,不能根治。另外,输乳管不通畅会导致乳房肿胀,如果没有及时疏通,很容易感染细菌,导致乳腺炎。在产褥期多进行乳房按摩,坚持母乳喂养,能有效缓解乳腺增生甚至使之消失,避免乳腺炎的发生。

防止乳房松弛、下垂

乳房肿胀及乳腺炎会使乳房松弛、下垂,影响美观。而按摩可以增加乳腺发育,促进胸部肌肉发育及乳房悬韧带的紧实,从而使乳房更加坚挺。

● 催乳按摩的优势

效果好

针对产后乳汁分泌问题,专家尝试过很多方法,实践证明按摩的效果非常好(先天性乳腺发育不良和产后大出血状况除外)。

时间短

不管是外敷还是饮食,都需要一定的时间,而利用按摩可以迅速解决乳痛、乳胀、乳汁分泌不足等问题。

安全、方便、易学

中医按摩历史悠久,自然地用手按压、抚摩以减轻病痛,相对于其他方法更安全、易学。

图解 8 种催乳按摩手法

扫一扫
看按摩手法视频

催乳按摩的根本原则是柔和、均匀、持久、有力。针对不同部位，手法不同。为方便学习和应用，这里介绍 8 种常见的催乳按摩手法。

1 梳法

五指微屈，自然展开，用手指末端接触体表，做单方向滑动梳理动作，梳法用于乳房部位。动作要点：以指面着力，密切接触肌肤；用力深沉，保持用力均匀一致，手不要跳动。

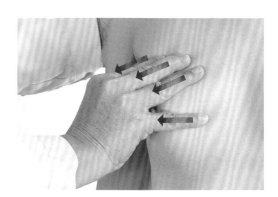

2 揉法

用大鱼际、掌根或手指螺纹面附于一定的治疗部位，做轻柔缓和的环旋运动，并带动该部位的皮下组织，称为揉法。揉法主要有指揉法和掌揉法两种，揉动以顺时针方向为主。

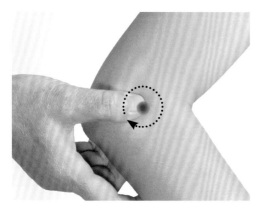

1. 指揉法
用拇指、食指或中指的指端或螺纹面紧贴在治疗部位，做环旋揉动。可单指，亦可双指、三指同时施术。

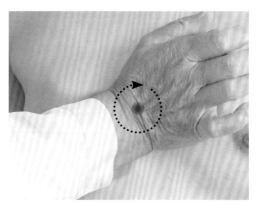

2. 掌揉法
用手掌大鱼际或掌根固定于治疗部位，做轻柔缓和的环旋揉动。

3 摩法

用食指、中指、无名指指面或手掌面着力，附着于被按摩的部位上。以腕部连同前臂，做缓和而有节奏的环形抚摩活动，摩法分指摩法和掌摩法。

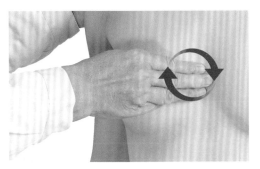

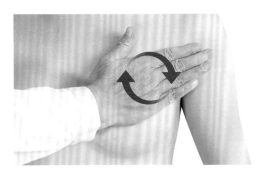

1. 指摩法

食指、中指、无名指相并，指面贴着治疗部位做顺时针或逆时针环转运动。

2. 掌摩法

用手掌掌面贴着治疗部位，做有节律的环形摩法。

4 按法

按法是用手指、掌根或肘部按压身体的腧穴或部位，逐渐用力深压。按法是一种刺激较强的手法，常与揉法结合，组成"按揉"复合手法。

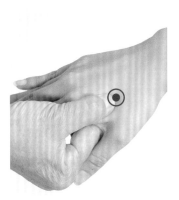

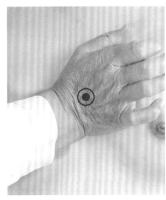

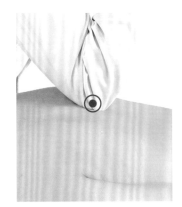

1. 指按法

用拇指、食指或中指的指端或螺纹面垂直向下按压。指按法适用于全身各部位腧穴。

2. 掌按法

用手掌根部着力向下按压，可用单掌或双掌按，亦可双手重叠按压。掌按法常用于背腰、下肢部。

3. 肘按法

将肘关节屈曲，用突出的尺骨鹰嘴着力按压。肘按法常用于背腰、臀、大腿等肌肉丰满的部位。

5 擦法

用手背近小指侧部分或小指、无名指、中指的掌指关节突起部分着力，附着于一定部位上，通过腕关节伸屈和前臂旋转的复合运动，持续不断地作用于被按摩的部位上，此为擦法。

擦法压力较大，接触面较广，适用于肩背部、骶部及四肢等肌肉较肥厚的部位，操作时缓和有力，滚动节奏快、移动慢，滚动时小鱼际及掌背着力，与施治部位相互紧贴，不可跳跃、摩擦。

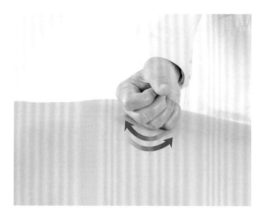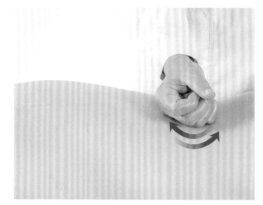

6 拿法

拿法主要有三指拿和四指拿两种，是指用拇指和食指、中指、无名指中的三指或四指对称用力，提拿一定部位或穴位，进行一紧一松的拿捏方法。

拿法操作一般与肌肤垂直，一紧一松，缓和有力，刚中有柔，由轻到重，均匀连贯。按摩时注意不可突然用力或提拿皮肤。拿法刺激性较强，多作用于较厚的肌肉、筋腱处。

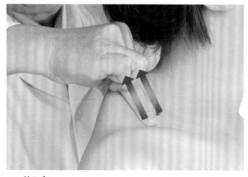

三指拿

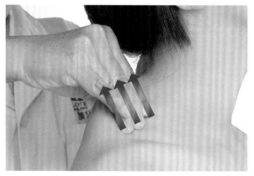

四指拿

7 捏法

捏法主要有三指捏和四指捏两种，是指用指腹相对用力地捏压肌肤的手法，常用于头颈、项背、腰背及四肢。

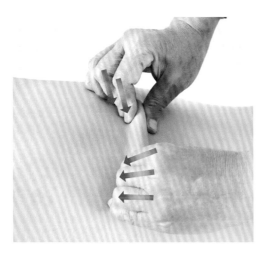

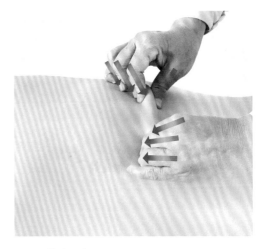

1. 三指捏法

用拇指指面顶住皮肤，食指和中指在前指压，三指同时用力提拿皮肤，双手交替向前移动。

2. 四指捏法

用拇指指腹和其他三指（食指、中指、无名指）相对用力，将肌肉提起做一捏一放动作。

8 掐法

掐法是用指甲或指端用力压穴位的手法。常用于少泽、合谷、人中、十宣等感觉较敏锐的穴位。

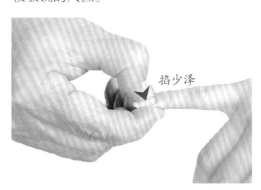

掐少泽

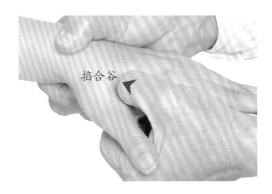

掐合谷

催乳按摩的介质及特殊处理

与普通按摩不同，催乳按摩需要考虑到新妈妈乳房的特殊性，所以需要借助一定的介质，而且在按摩前后需要做一些特殊处理。

催乳按摩介质：植物油、乳汁

由于新妈妈乳房的特殊性，在按摩时需要涂抹介质。对介质的要求是既要减轻摩擦又要保护肌肤，还要避免对乳汁产生不好的影响。为了保证新妈妈乳房的健康和宝宝的健康，介质一般选用天然的植物油，以芝麻油、橄榄油居多，自己的乳汁也是天然的按摩介质。

芝麻油含有多种有利于母婴健康的营养素，包括多种不饱和脂肪酸和维生素E，维生素E能预防母婴溶血性贫血。此外，用芝麻油作为催乳按摩介质的最大好处是其中的维生素E能促进乳汁分泌。按摩时，要先将芝麻油倒在按摩者手上，再涂抹到新妈妈乳房上，而不能直接倒在新妈妈乳房上。

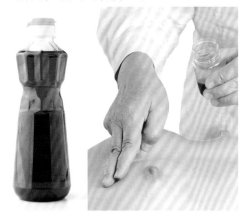

要先将芝麻油倒在按摩者手上，再涂抹到乳房上。

特殊处理

1. 热敷

在催乳按摩前后热敷乳房，可以疏通乳腺，减轻按摩时的不良反应。由于乳头比较柔嫩，所以热敷时最好把乳头放在外面，防止乳头皲裂。有时候需要两条毛巾，用湿的热毛巾敷住乳房，用另一条干毛巾覆盖在湿毛巾上面，以延长湿毛巾的保湿时间。热敷的同时可以轻拍乳房，持续3~5分钟。注意，乳房本身红肿的新妈妈不宜热敷。

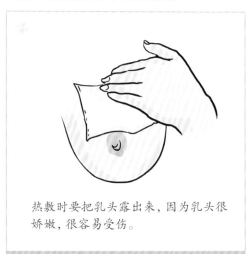

热敷时要把乳头露出来，因为乳头很娇嫩，很容易受伤。

2. 喝热水

热敷结束后，新妈妈喝一杯玫瑰花茶或代代花茶，对疏通乳腺有一定的帮助。

按摩手法的基本要求

有力、持久、均匀、柔和、深透，是催乳按摩手法的5个基本要求。

有力	手法必须能达到治疗需要的力量，力度应根据新妈妈的体质、病症等不同状况而调整。
持久	按摩者能运用适当的手法根据治疗的需要坚持到治疗结束。
均匀	手法要有节奏性，速度不要时快时慢，力度不要时大时小。
柔和	手法要轻而不浮，重而不滞，用力不可生硬或用蛮力，变换动作要自然。
深透	主要是新妈妈的主观感觉，是指手法作用的最终效果不仅限于体表，而且也达到身体深处的筋脉、骨肉、脏腑。

按摩者在操作时，要做到力度均匀，持久有力，柔和深透，它们之间密切相关，相辅相成，缺一不可。按摩时要因人、因病、因穴位而改变，注意力集中，做到意到力到。

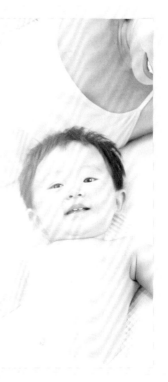

催乳按摩时的注意事项

①保持卫生。由于新妈妈、宝宝的抵抗力都比较差，如果不注意卫生，细菌很容易侵入体内。所以按摩者应注意个人卫生，特别是手部卫生，不留长指甲，不戴戒指等硬物，以免划伤乳房。

②使新妈妈心情舒畅。按摩者态度一定要柔和，尽量不要讲消极、泄气的话，以免引起新妈妈情绪波动，影响乳汁分泌。

③使新妈妈姿势舒适。按摩时的姿势应以让新妈妈感到舒服为主。按摩时的力度根据新妈妈的反应随时调整，以免因力度过大导致疼痛，影响催乳的效果。

④其他。新妈妈产后身体比较虚弱，一般在产后2天内不宜按摩。有些新妈妈不宜采用按摩来催乳，如产后大出血、急性乳腺炎患者。

孕期乳房护理，为催乳做好准备

扫一扫 看视频

健康的乳房是泌乳的基本条件。女性的乳头不仅非常敏感，而且非常娇嫩，分娩后宝宝每日要多次长时间地含在嘴里吮吸，容易引起乳头皲裂。所以，有必要在孕期就进行乳房护理。

乳房按摩护理一般在孕4~6月或孕9月以后进行比较适合，按摩可以由准妈妈自己做，每日1次。有早产史、宫缩明显的准妈妈不宜做乳房按摩护理。

◗ 护理按摩步骤

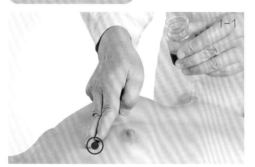

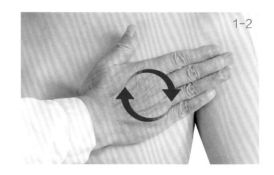

1. 护理按摩

用热毛巾清洗乳房后，擦芝麻油或护体霜（图1-1），用手掌侧面轻按乳房，并围绕乳房均匀按摩（图1-2）。

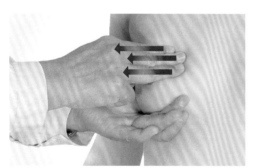

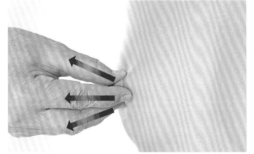

2. 疏通输乳管

用一只手托住乳房，另一只手的食指、中指、无名指由外往乳头方向轻轻按摩。

3. 增加乳头韧性

用拇指、食指和中指捏住乳头向外轻拉，以便将来宝宝容易吮吸。

4. 避免乳头皲裂

如果乳头结痂难以清除，可先涂芝麻油，待结痂软化后再用水清洗，然后涂上润肤油。

孕期乳头扁平、凹陷应及时矫正

扫一扫 看视频

乳头扁平、凹陷大多是先天性的，准妈妈不必特别忧虑，因为大多数乳头扁平和凹陷都可以通过适当的方法得到矫正。矫正乳头扁平、凹陷最好也在孕期进行，在孕4~6月或孕9月左右矫正为好，这样待宝宝出生后就能顺利吃上母乳了。

手动牵拉

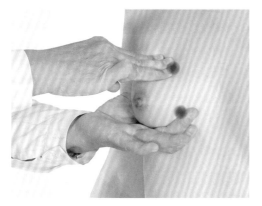

①两手平放在乳房上下两侧，上下、左右各轻轻揉动，重复多次。

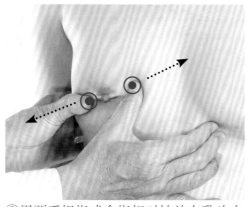

②用两手拇指或食指相对地放在乳头左右两侧，缓缓下压并由乳头向两侧拉开，牵拉乳晕皮肤及皮下组织，使乳头向外凸出，重复多次。

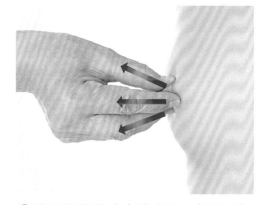

③随后捏住乳头向外牵拉。每日2次，每次5分钟。或用一手托住乳房，另一手的拇指、中指和食指抓住乳头转动并向外牵拉，每日2次，每次重复10~20下。

器具牵拉

乳头矫正器是利用真空负压原理和皮肤牵引扩张原理，持续牵拉凹陷的乳头，延长输乳管、乳头平滑肌和乳晕结缔组织，达到矫正的目的。

还可以用吸奶器每日吸引乳头数次，利用负压促使乳头凸出，但是要注意不能过度牵拉乳头。

乳头变正常后，妈妈只要注意平时的清洁和按摩就可以了。

追奶，保卫宝宝的口粮

扫一扫 看视频

　　追奶，顾名思义就是奶水不足或者以前奶水足突然奶水没了，想办法把奶水追回来。追奶时妈妈首先要对自己有足够的信心，其次也要讲究方法。

◎ 每位妈妈都是一头"奶牛"，你也不例外

　　千万追奶妈妈的真实经验告诉我们，只要方法正确，什么时候都能追出奶来，产后六七个月追奶成功的妈妈比比皆是。不过，追奶是个耗时耗力的活，一定要有耐心。因此，妈妈的内心一定要强大强大再强大，相信自己是一头"奶牛"，绝对可以母乳喂养宝宝！但不少追奶妈妈因为一时的急躁，一次次将自己从半成功状态拉回到原点。

　　在追奶的过程中，积极的心态是非常重要的。妈妈每日都要给自己心理暗示：我一定能够成功！在心理暗示、自我肯定的同时，也要学会适当地减轻心理压力。可以上网聊聊天，去论坛里发发牢骚，或者多和其他妈妈讨论一下，这些都是不错的减压方式。

◎ 好心情让奶水多多

　　心情不好会回奶！这可不是危言耸听。奶水的分泌与激素分泌有关，而新妈妈的心情能影响激素分泌。不少妈妈虽然在哺乳期吃得不错，但因为郁郁寡欢，导致乳汁分泌越来越少。因此，哺乳期妈妈们一定要保持好心情，保持对生活的热情，每天开心快乐地生活、哺乳。家人也要多关心妈妈，营造一个良好的家庭氛围。

◎ 勤吸就有奶，这个是真理

　　新妈妈不要只顾着找下奶方子，喝千奇百怪的汤，其实下奶很简单，就两个字——多吸！追奶最有效的方法是让宝宝勤吸。没有这个前提，喝再多的汤汤水水，吃再多下奶的中药都是白搭。

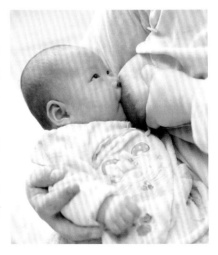

　　乳汁减少就全天跟宝宝在一起，白天的小睡也和宝宝一块睡，只要宝宝不抗拒，随时抱起来就喂两口，不在乎他每次吃多少，哪怕只是吃几口，记住吮吸的频率是最重要的。不要着急，放松下来，频繁哺乳两三天，一天哺乳超过15次，很快就会有效果。

按摩追奶，只要 3 步

除了让宝宝勤吸、多吸之外，妈妈如果能按照专业的按摩方法来追奶，就能起到事半功倍的作用。以下 3 个步骤可以反复进行，每次喂奶前都这样按摩一下，可以畅通输乳管，帮助妈妈成功追奶。

 第 1 步：用拇指以外的四指指腹沿着乳房外围一边画圈一边轻推，可以双手手指一起，先推一侧乳房，由外及内，渐渐推至乳晕区。如果乳房已经有硬结，不要避开，一定要揉，不要怕疼，也不要力度太大。

 第 2 步：四指呈梳齿状从乳房外围根部向乳头方向梳理，奶结部位要反复梳。

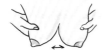 第 3 步：用手握住整个乳房，然后上下左右轻轻晃一晃，让乳汁更好地在乳腺里流动。

吸奶器帮助追奶

只要宝宝频繁地吮吸，乳房就会有积极的泌乳信号，从而帮助实现追奶。但很多新妈妈不知道的是，如果在宝宝吃完奶后，再用吸奶器吸一吸，只需几天，你就会有意想不到的发现——乳汁成倍增加！

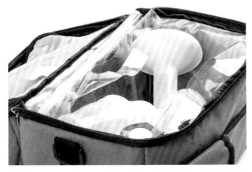

手动吸奶器轻巧灵便，很适合上班族妈妈携带，不过吸奶效率会低一些，妈妈使用起来会比较费力。

宝宝吃完奶后，再用吸奶器在两边各吸 15 分钟左右，不要小看这 15 分钟，想要变成"奶牛"的新妈妈们，这是你们不可错过的绝佳机会。有些妈妈等宝宝吃完后，用吸奶器吸 2~3 分钟，根本就吸不出来或吸出来的很少，于是就放弃了。虽然这时候没有吸出乳汁来，但是吸奶器不停地在帮你刺激乳头，可以促进乳汁分泌。当然也可以反过来，先用吸奶器吸掉一部分乳汁，再让宝宝吃。

不过，对于那些宝宝不能全天在身边的妈妈来说，就只能完全依靠吸奶器增加泌乳量了。不管有没有乳汁，每隔 2 个小时吸一次，两边各 15 分钟。坚持半个月，等泌乳量基本稳定以后，可以慢慢延长使用吸奶器的时间间隔。

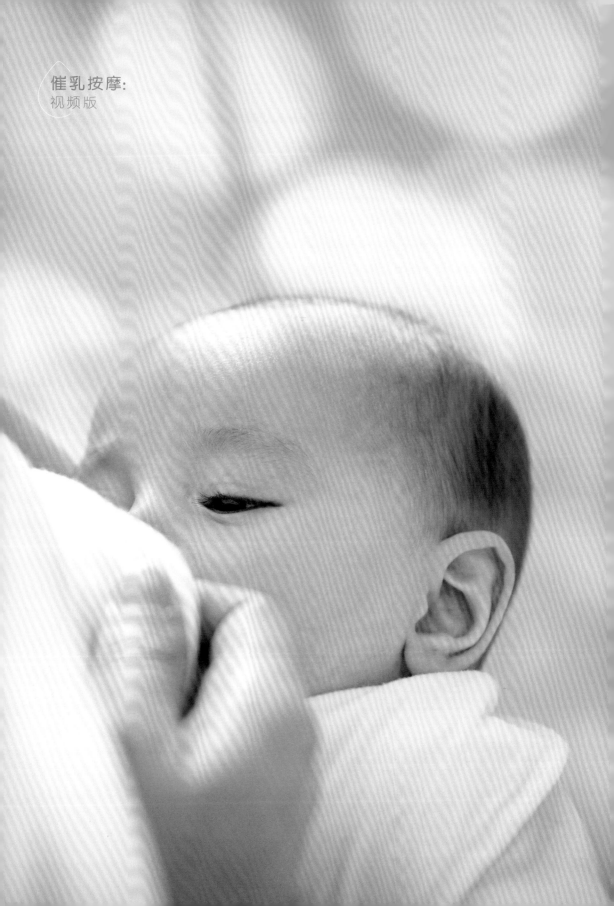

第三章

一看就会的
催乳按摩

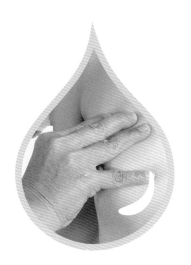

产后普通型缺乳

扫一扫 看取穴视频

新妈妈分娩3天以后，乳汁分泌不足或全无，乳房柔软不胀，这就是产后缺乳，多由乳腺发育不良或产后失血过多及过度疲劳所致。新妈妈身体状况较好时，坐位按摩更有利于精准取穴和乳汁分泌；如果身体较虚弱，应采用仰卧位按摩。每日1次，3~5天为一个疗程。

● 按摩手法

指揉法、摩法、按揉法、捏拿法、梳法、点按法、擦法。

● 按摩穴位

膻中：在胸部，由锁骨往下数第4肋间，平第4肋间，当前正中线上即是。

乳中：将食指指腹放于胸部乳头中央，食指指腹处即是。

乳根：在胸部第5肋间隙，前正中线旁开4寸。

天池：在胸部第4肋间隙，前正中线旁开5寸。

曲池：屈肘成直角，先找到肘横纹（屈肘90度时肘窝处横纹）终点，再找到肱骨外上踝，两者连线中点处即是。

合谷：一手轻握拳，拇、食指指尖轻触，另一手握拳外，拇指指腹垂直下压。

渊腋：在胸外侧（远于正中面者为外），第4肋间隙中，在腋中线上。

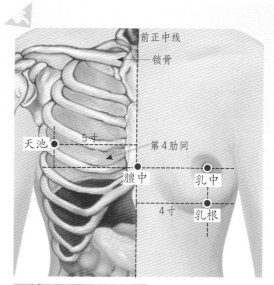

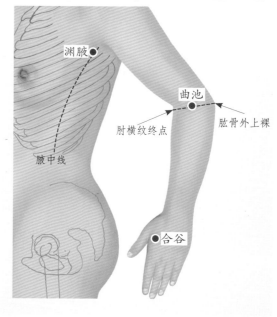

膺窗： 正坐或仰卧，从乳头沿垂直线向上推1个肋间隙，按压有酸胀感处即是。

神封： 仰卧，平乳头的肋间隙中，由前正中线旁开3横指处即是。

中脘： 在上腹部，肚脐中央向上5横指处。

云门： 正立，双手叉腰，锁骨外侧（远于正中面者为外）端下方的三角形凹陷处即是。

中府： 正立，双手叉腰，锁骨外侧端下方有一凹陷，该处再向下1横指即是。

膈俞： 肩胛骨下角水平连线与脊柱相交椎体处，下缘旁开2横指处即是。

肝俞： 肩胛骨下角水平连线与脊柱相交椎体处，往下推2个椎体，下缘旁开2横指处即是。

脾俞： 肚脐水平线与脊柱相交椎体处，往上推3个椎体，下缘旁开2横指处即是。

肾俞： 肚脐水平线与脊柱相交椎体处，下缘旁开2横指处即是。

肩井： 在肩胛区，第7颈椎棘突与肩峰最外侧点连线的中点。

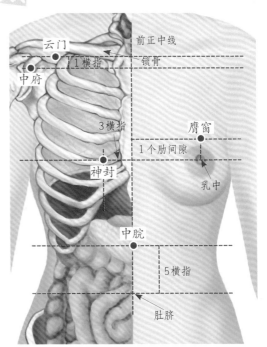

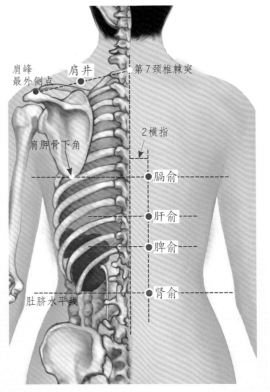

33

● **按摩方法**

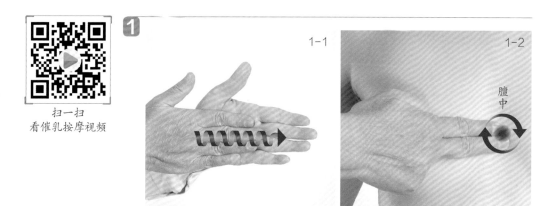

扫一扫
看催乳按摩视频

新妈妈坐位或仰卧,在乳房上涂上芝麻油,将双手搓热(图1-1),
指揉并摩膻中(图1-2)1分钟。

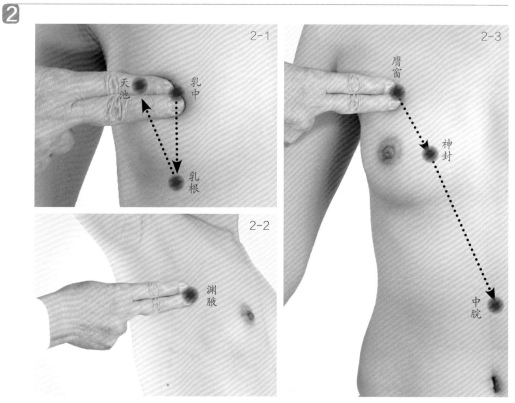

按揉乳中、乳根、天池(图2-1)、渊腋(图2-2)、膺窗、神封、中脘(图2-3)各
2分钟。

3

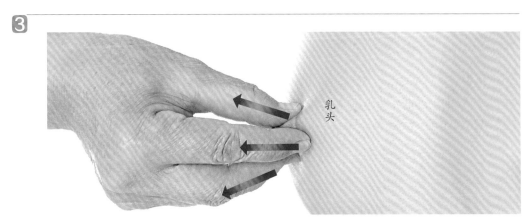

乳头

拇指、食指、中指轻捏拿乳头2分钟，像宝宝吮吸状。

4

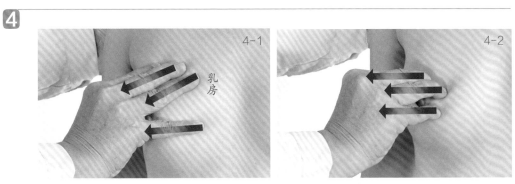

4-1

乳房

4-2

五指从远端（图4-1）向乳头方向（图4-2）梳乳房5分钟。

5

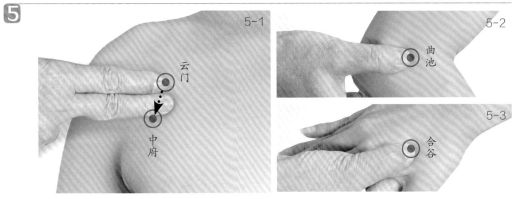

5-1

云门

中府

5-2

曲池

5-3

合谷

点按云门、中府（图5-1）、曲池（图5-2）、合谷（图5-3）各5次。

6

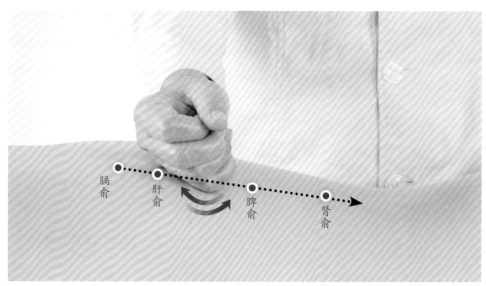

膈俞 肝俞 脾俞 肾俞

新妈妈采取俯卧位，滚法施于背部膈俞、肝俞、脾俞、肾俞各5分钟。

7

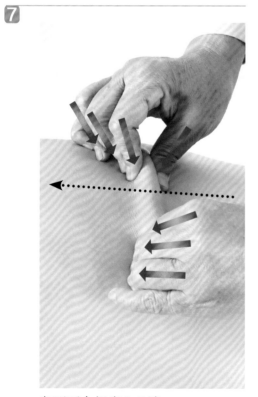

自下而上捏脊3~5遍。

8

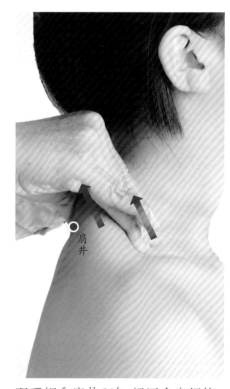

肩井

双手捏拿肩井3次，畅通全身经络。

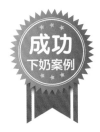

一可妈妈的家人着急找到我时，正是南京最热的8月份。一可妈妈跟我说，她生完宝宝后，整个人很虚弱，天热休息不好，没胃口，奶下不来，一可还总哭闹，她心里非常着急。我告诉她，这种情况是很常见的产后普通型缺乳，只要通过按摩催乳，奶水一定能下来。一可妈妈听了我的话，脸上焦急的神情缓和了下来。

我先从一可妈妈背部的督脉开始，并打通背部的膀胱经，上下疏通点按以轻补的手法，使她感到身体舒服。再点揉足阳明胃经上的足三里，使她的胃经通畅。然后热敷乳房，用桃木梳梳理乳房上的各个穴位，从膻中往两边梳理，乳根、中府、天池、膺窗等穴都按摩到。

上述的按摩进行了40~50分钟以后，我开始用大拇指和食指从乳晕上下2厘米处按压，正好挤压到输乳管窦，两手指一挤，乳汁就喷出来了。一可妈妈惊喜极了，我赶紧指导她正确哺乳。哺乳时，应该让宝宝的小嘴上下翻开，像牵牛花那样吸住乳晕的三分之二，这样才能轻松吸出乳汁，同时还能避免乳头皲裂。

● 饮食调理

催乳第一药：王不留行

王不留行是名副其实的催乳第一药，活血通经、催生下乳、消肿敛疮，主治闭经、痛经、难产、产后乳汁不下，痈肿、血淋等。

别　　名	麦蓝菜、奶米、大麦牛等。
性味归经	性平，味苦，归肝、胃经。
用法用量	煎服，5~10克；外用适量。
适用体质	血瘀、痰湿体质。
禁　　忌	孕妇及月经过多者禁服。

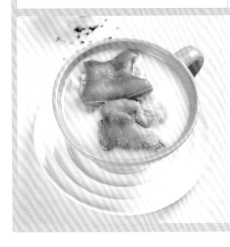

王不留行炖猪蹄

原料：猪蹄1只，王不留行10克，姜片、盐各适量。

做法：①将王不留行洗净，装入纱布袋；猪蹄洗净，剁成块后汆水。②将纱布袋和猪蹄块一起放进锅内，加姜片和适量水煮熟烂。③去掉纱布袋，加盐即可食用。

功效：猪蹄富含胶原蛋白，常用于乳汁不足，加上王不留行，对改善新妈妈缺乳有良好的效果。

气血不足型缺乳

扫一扫 看取穴视频

气血不足型缺乳是指在生产过程中新妈妈出血过多，或平时身体虚弱，导致产后乳汁甚少或乳汁长时间不下。具体表现为新妈妈乳房柔软不胀、面色苍黄、皮肤干燥、神疲乏力、头晕耳鸣、心悸气短、腰酸腿软。因此新妈妈要先补气养血，将身体调理好了，乳汁才会源源不绝。

🔵 按摩手法

指揉法、摩法、按揉法、捏拿法、梳法、点按法、擦法。

🔵 按摩穴位

膻中：在胸部，由锁骨往下数第4肋间，平第4肋间，当前正中线上。

乳中：将食指指腹放于胸部乳头中央，食指指腹处即是。

乳根：在胸部第5肋间隙，前正中线旁开4寸。

天池：在胸部第4肋间隙，前正中线旁开5寸。

膺窗：正坐或仰卧，从乳头沿垂直线向上推1个肋间隙，按压有酸胀感处即是。

神封：仰卧，平乳头的肋间隙中，由前正中线旁开3横指处即是。

云门：正立，双手叉腰，锁骨外侧（远于正中面者为外）端下方的三角形凹陷处即是。

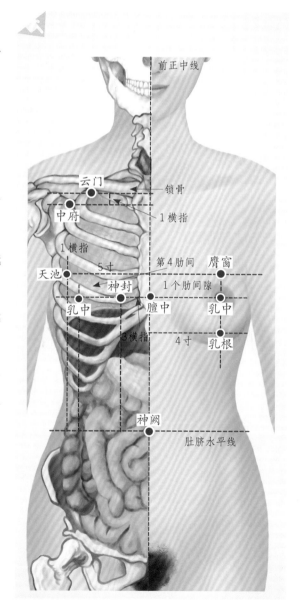

中府：正立，双手叉腰，锁骨外侧端下方有一凹陷，该处再向下1横指即是。

神阙：在脐区，肚脐中央即是。

渊腋：在胸外侧（远于正中面者为外），第4肋间隙中，在腋中线上。

曲池：屈肘成直角，先找到肘横纹（屈肘90度时肘窝处横纹）终点，再找到肱骨外上踝，两者连线中点处既是。

合谷：一手轻握拳，拇、食指指尖轻触，另一手握拳外，拇指指腹垂直下压。

少泽：伸小指，沿指甲底部与指尺侧引线交点处即是。

足三里：站位弯腰，同侧手虎口围住髌骨上外缘，余四指向下，中指指尖处即是。

膈俞：肩胛骨下角水平连线与脊柱相交椎体处，下缘旁开2横指处即是。

肝俞：肩胛骨下角水平连线与脊柱相交椎体处，往下推2个椎体，下缘旁开2横指处即是。

脾俞：肚脐水平线与脊柱相交椎体处，往上推3个椎体，下缘旁开2横指处即是。

肾俞：肚脐水平线与脊柱相交椎体处，下缘旁开2横指处即是。

肩井：在肩胛区，第7颈椎棘突与肩峰最外侧点连线的中点。

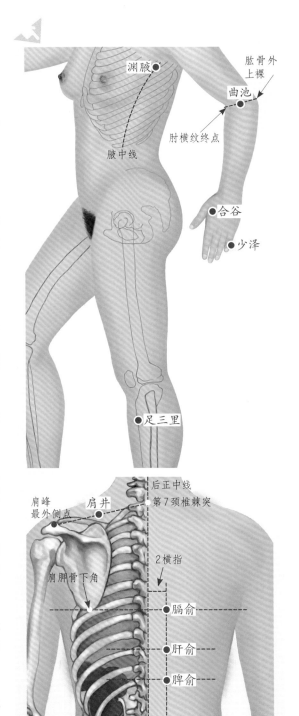

按摩方法

扫一扫
看催乳按摩视频

1

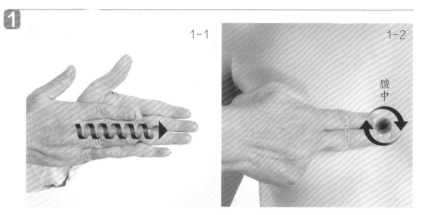

新妈妈坐位或仰卧，在乳房上涂上芝麻油，将双手搓热（图1-1），指揉并摩膻中（图1-2）1分钟。

2

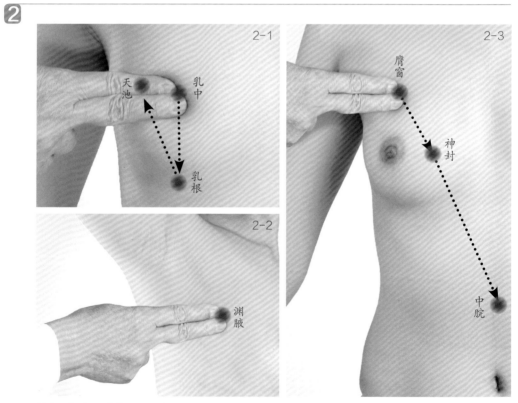

按揉乳中、乳根、天池（图2-1）、渊腋（图2-2）、膺窗、神封、中脘（图2-3）各2分钟。

3

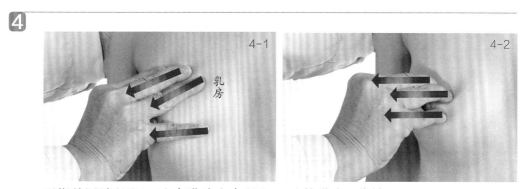

拇指、食指、中指轻捏拿乳头2分钟，像宝宝吮吸状。

4

4-1

4-2

五指从远端（图4-1）向乳头方向（图4-2）梳乳房5分钟。

5

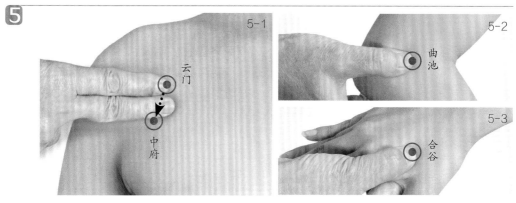

5-1

5-2

5-3

点按云门、中府（图5-1）、曲池（图5-2）、合谷（图5-3）各5次。

6

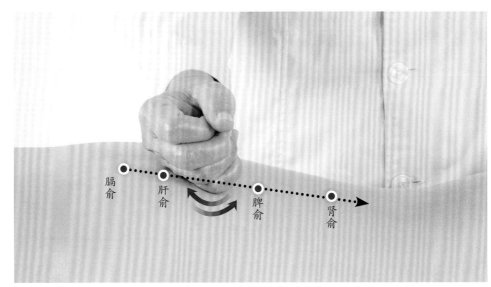

膈俞　肝俞　脾俞　肾俞

新妈妈采取俯卧位，擦法施于背部膈俞、肝俞、脾俞、肾俞各5分钟。

7

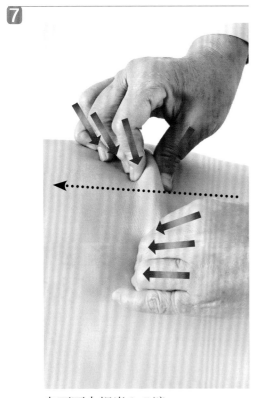

自下而上捏脊3~5遍。

8

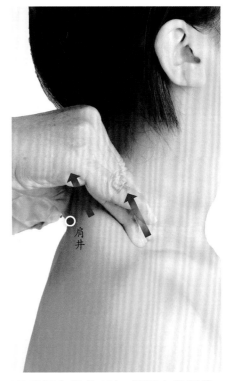

肩井

双手捏拿肩井3次，畅通全身经络。

9

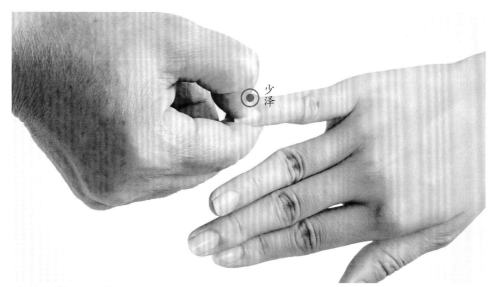

点按少泽5~10次。

10

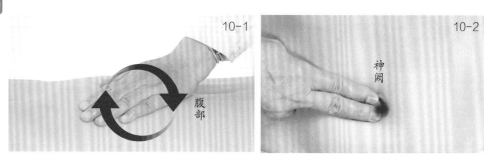

摩腹（图10-1）并揉神阙（图10-2）1分钟。

11

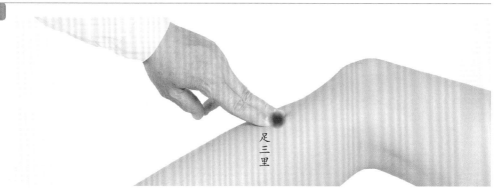

按揉足三里30~50次。

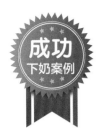

成功
下奶案例

初产妈妈李女士顺利产下重3千克的女宝宝，却苦于没有足够的乳汁。通过一位熟人的介绍，她联系到了我，向我求助。她说出院回家后，就发现自己的乳房虽然较大，却总是软软的，乳汁也很少，没有一点儿涨奶的感觉，一听到宝宝的哭声就发愁。

我问她除此之外，还有没有其他感受，她就向我大吐苦水，说本以为过了辛苦的孕期和分娩就会轻松很多，没想到产后不管是身体还是心理都感觉很累，常感觉自己很疲乏、腰酸腿软，而且气色也不好。根据中医理论辨证施治，我认为这是气虚、血虚比较严重导致的，需要疏通经络补气、补血。

应邀上门对她进行按摩时，我首先对她的任脉、督脉进行梳理按摩，接下来对任脉上的神阙、气海、关元3个穴位以及足三里、三阴交等穴位进行艾灸，以达到气血双补的效果。

除了穴位按摩外，我还给她介绍了一些适合常吃的催乳食疗方，如鲫鱼红豆汤、猪蹄花生汤和清淡开胃的汆汤等，以及粳米、小米、血糯米、红豆、绿豆、花生等煮的粥。中药中的黄芪和当归，也是补气养血的好选择，搭配上面这些补气血、催乳的食材，效果会更好。

我告诉李女士，不要担心暂时没有乳汁，只要把身体调理好，不再气虚、血虚了，乳汁就会增加许多。经过一个疗程的3次上门服务，李女士不仅体质增强了，而且乳汁已经"供过于求"了。

饮食调理

补气下奶中药：黄芪	别　　名	棉芪、黄耆、百本等。
黄芪被称为"补气之要药"，适用于脾胃气虚引起的倦怠无力、食欲不振、反复感冒等。	性味归经	性微温，味甘，归脾、肺经。
	用法用量	煎汤、含服均可，一般用量5~15克。
	适用体质	气虚体质。
	禁　　忌	发热、胸腹满闷者不宜服用。

养血下奶中药：当归

　　当归有养血、暖宫、治腹痛、丰胸催乳的功效，《本草备要》说其"血虚能补，血枯能润"。这两味中药很适合气血亏虚的新妈妈补气养血。

当归	
别　　名	干归、山蕲、白蕲、文无等。
性味归经	性温，味甘、辛、苦，归肝、心、脾经。
用法用量	煎服、药膳、泡酒，一般用量10～15克。
适用体质	血瘀体质。
禁　　忌	热盛出血患者禁服，湿盛中满、大便溏泻者慎服。

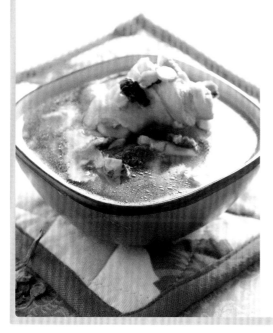

黄芪当归炖草鸡

原料：草鸡半只，黄芪15克，当归10克，姜片、盐各适量。

做法：①将黄芪、当归洗净后装入纱布袋，用水浸泡半小时。②将草鸡洗净，放入砂锅中，把纱布袋及浸泡水和姜片一起放入鸡腹内。③加适量水，加盖炖2小时左右，炖好后加盐调味即可食用。

功效：黄芪、当归和草鸡搭配可补气血、催乳。

肝郁气滞型缺乳

扫一扫 看取穴视频

肝郁气滞型缺乳约占缺乳新妈妈的30%，这大多是由产后体内激素改变及情绪变动导致的，表现为产后爱生气、失眠、遇事提不起兴趣、长吁短叹，常发生在产后第4天到第4周。除了新妈妈自己的心理变化外，家庭关系也是另一大影响因素，所以在产后，新爸爸及其他家人不要忽视了对新妈妈的关心，更不能使新妈妈的情绪起伏过大。

按摩手法

指揉法、摩法、按揉法、捏拿法、梳法、点按法、擦法、搓摩法、拍法。

按摩穴位

膻中：在胸部，由锁骨往下数第4肋间，平第4肋间，当前正中线上即是。

乳中：将食指指腹放于胸部乳头中央，食指指腹处即是。

乳根：在胸部第5肋间隙，前正中线旁开4寸。

天池：在胸部第4肋间隙，前正中线旁开5寸。

膺窗：正坐，从乳头沿垂直线向上推1个肋间隙，按压有酸胀感处。

神封：仰卧，平乳头的肋间隙中，由前正中线旁开3横指处即是。

云门：正立，双手叉腰，锁骨外侧（远于正中面者为外）端下方的三角形凹陷处即是。

中脘：在上腹部，肚脐中央向上5横指。

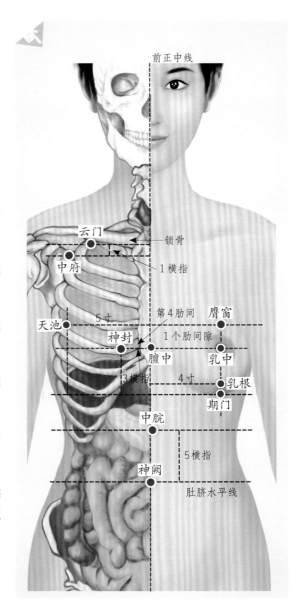

前正中线

云门
锁骨
中府
1横指

第4肋间
膺窗
天池
5寸
1个肋间隙
神封
膻中
乳中
3横指
4寸
乳根
期门

中脘

5横指

神阙
肚脐水平线

中府：正立，双手叉腰，锁骨外侧端下方有一凹陷，该处再向下1横指即是。

期门：正坐或仰卧，自乳头垂直向下推2个肋间隙，按压有酸胀感处即是。

渊腋：在胸外侧（远于正中面者为外），第4肋间隙中，在腋中线上。

曲池：屈肘成直角，先找到肘横纹（屈肘90度时肘窝处横纹）终点，再找到肱骨外上踝，两者连线中点处即是。

合谷：一手轻握拳，拇、食指指尖轻触，另一手握拳外，拇指指腹垂直下压。

少泽：伸小指，沿指甲底部与指尺侧引线交点处即是。

膈俞：肩胛骨下角水平连线与脊柱相交椎体处，下缘旁开2横指处即是。

肝俞：肩胛骨下角水平连线与脊柱相交椎体处，往下推2个椎体，下缘旁开2横指处即是。

脾俞：肚脐水平线与脊柱相交椎体处，往上推3个椎体，下缘旁开2横指处即是。

肾俞：肚脐水平线与脊柱相交椎体处，下缘旁开2横指处即是。

肩井：在肩胛区，第7颈椎棘突与肩峰最外侧点连线的中点。

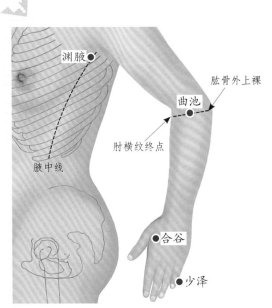

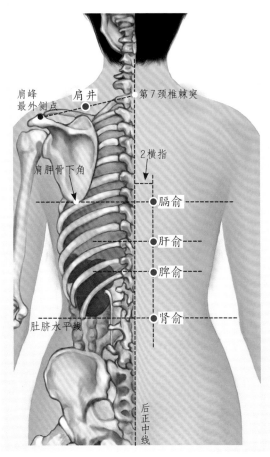

按摩方法

1

扫一扫
看催乳按摩视频

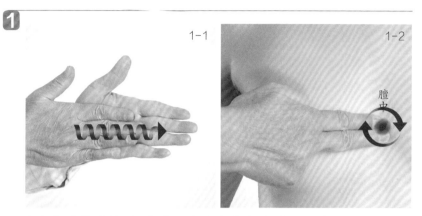

新妈妈坐位或仰卧，在乳房上涂上芝麻油，将双手搓热（图1-1），
指揉并摩膻中（图1-2）1分钟。

2

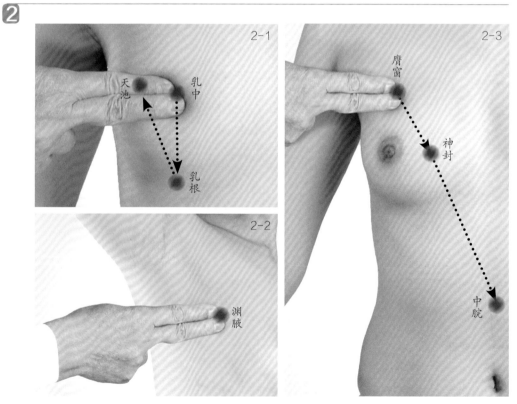

按揉乳中、乳根、天池（图2-1）、渊腋（图2-2）、膺窗、神封、中脘（图2-3）各
2分钟。

3

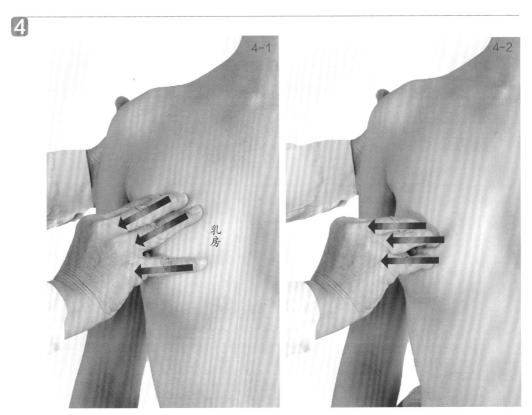

拇指、食指、中指轻捏拿乳头2分钟，像宝宝吮吸状。

4

4-1

4-2

乳房

五指从远端（图4-1）向乳头方向（图4-2）梳乳房5分钟。

5

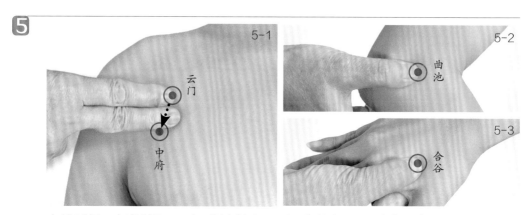

点按云门、中府(图5-1)、曲池(图5-2)、合谷(图5-3)各5次。

6

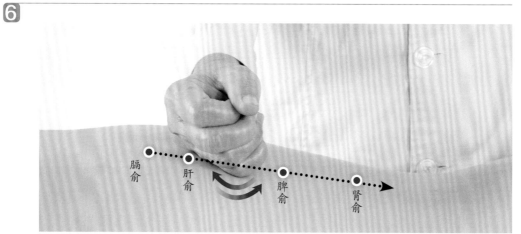

新妈妈采取俯卧位，擦法施于背部膈俞、肝俞、脾俞、肾俞各5分钟。

7

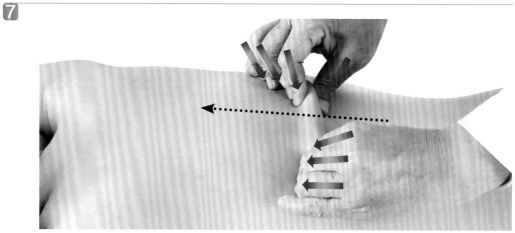

自下而上捏脊3~5遍。

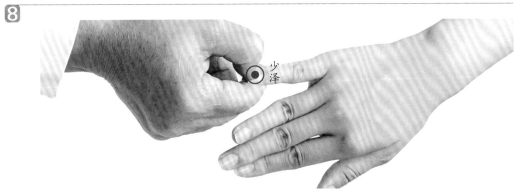

点按少泽5~10次。

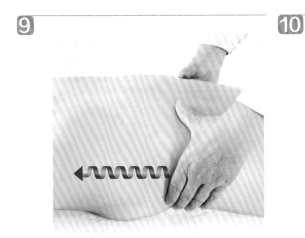

搓摩胁肋1分钟。

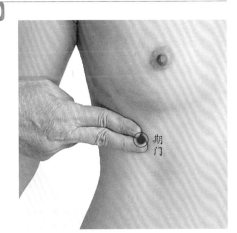

点按期门3次。

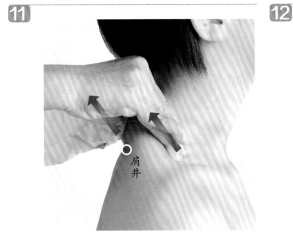

捏拿肩井3次。

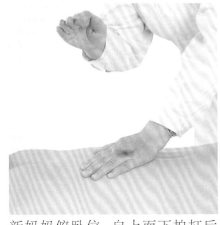

新妈妈俯卧位，自上而下拍打后背10~20次。

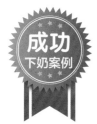

成功
下奶案例

新妈妈王小华，产下一位可爱的女宝宝已经有18天了。在出院到家中的15天里，乳房常常堵着，肿块时有时无。乳汁缺乏，女儿总是吃不饱，急得她都快要放弃母乳喂养，准备给女儿喂配方奶了。通过望诊，我发现她的舌尖红紫，舌苔薄白，根据舌象表现，这是心火较旺、肝火较盛导致的，是肝郁气滞的外在表现。

心情不好、情绪起伏大，不仅导致内分泌紊乱，而且影响饮食、作息，导致气血运行不顺畅，乳汁分泌自然会受到影响。除了影响乳汁分泌外，还往往会影响新妈妈哺喂孩子的积极性。

我根据她缺乳的类型，在期门、乳根、乳中、中府、天池等穴位进行按摩。通过按摩给她疏通全身的经络，尤其对足厥阴肝经加强按摩的力度。

除了按摩外，还给她提了饮食方面的一些建议。饮食以清淡、温热、软烂等易消化的食物为主，多吃些芹菜、莲藕、荸荠、百合等蔬菜，避免吃辛辣、油腻食物，防止助长肝火。通过一个疗程的3次上门服务，她的症状明显好转了，乳汁也多了，可谓是全家欢喜。

饮食"少酸多甘"降肝火

肝火旺的新妈妈，饮食要注重"少酸多甘"，因为酸味入肝，多吃不利于肝气的疏泄，使本来就偏旺的肝气更旺；而甘味入脾，有助于缓解肝阳上亢。用粳米、小米、糯米等煮粥食用，可以辅助治疗肝郁气滞。要清肝火，还建议喝一些清火的花茶如菊花茶等。

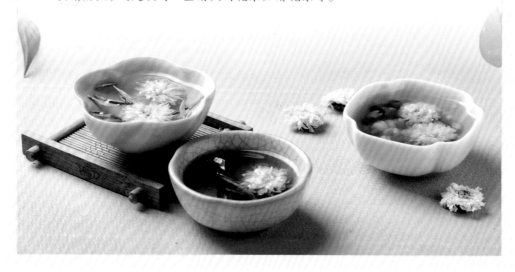

饮食调理

疏肝解郁中药：玫瑰花 玫瑰花善解肝郁，调经解郁胀，治肝郁气滞之乳房胀痛、月经不调等，可与当归、川芎、白芍等配伍使用。	别　　名	徘徊花、刺玫花等。
	性味归经	性温，味甘、微苦，归肝、脾经。
	用法用量	煎服，1.5～6克。
	适用体质	气郁体质。
	禁　　忌	阴虚有火者忌用。

疏肝解郁中药：代代花 代代花可调气疏肝、和胃理气，与玫瑰花配伍使用可增强疏肝解郁功效。	别　　名	枳壳花、玳玳花、酸橙花。
	性味归经	性平，味辛、甘、微苦。
	用法用量	煎服，1.5～2.5克；或泡茶。
	适用体质	气郁体质。
	禁　　忌	不宜与茶同服。女性孕期及经期禁用。

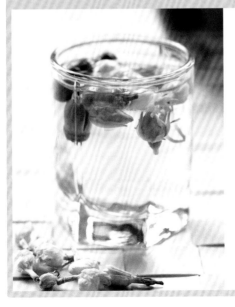

花茶饮

原料：玫瑰花、代代花、茉莉花各3克。

做法：将玫瑰花、代代花、茉莉花洗净放入杯内，加沸水冲泡，加盖闷10分钟即可饮用。可冲泡3次。

功效：玫瑰花具有疏气行血的功效，代代花可行气宽中、疏肝理气，茉莉花可行肝解郁、理气止痛，这道花茶饮具有很好的疏肝散结、清心养颜的作用。

乳汁淤积型缺乳

扫一扫 看取穴视频

乳汁淤积是由于乳汁分泌过多，但却没有及时排空，或在输乳管还不畅通时大补引起的。虽然乳房表面光滑、皮色不变，但一旦用手轻按，就有胀痛感。乳汁淤积常发生在产后3~7天，如果不及时处理，会有发生急性乳腺炎的危险，而及时采取中医按摩治疗可迅速缓解。

按摩手法

梳法、捏拿法、指揉法、按揉法、点按法。

按摩穴位

肩井： 在肩胛区，第7颈椎棘突与肩峰最外侧点连线的中点。

极泉： 上臂外展，腋窝顶点可触摸到动脉搏动，按压有酸胀感处即是。

曲池： 屈肘成直角，先找到肘横纹（屈肘90度时肘窝处横纹）终点，再找到肱骨外上髁，两者连线中点处即是。

合谷： 一手轻握拳，拇、食指指尖轻触，另一手握拳外，拇指指腹垂直下压即是。

少泽： 伸小指，沿指甲底部与指尺侧引线交点处即是。

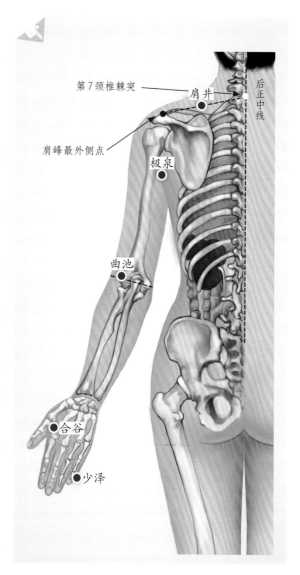

第7颈椎棘突　肩井　后正中线
肩峰最外侧点
极泉
曲池
合谷
少泽

神庭：正坐，从前发际正中直上1横
指，拇指指甲中点处即是。

百会：正坐，两耳尖（将耳向前折时耳
的最高点处）与头正中线相交
处，按压有凹陷处即是。

风池：正坐，后头骨下两条大筋外缘
陷窝中，与耳垂齐平处即是。

膻中：在胸部，由锁骨往下数第4肋
间，平第4肋间，当前正中线
上即是。

乳中：将食指指腹放于胸部乳头中
央，食指指腹处即是。

乳根：在胸部第5肋间隙，前正中线
旁开4寸。

天池：在胸部第4肋间隙，前正中线
旁开5寸。

膺窗：正坐或仰卧，从乳头沿垂直线
向上推1个肋间隙，按压有酸
胀感处即是。

神封：仰卧，平乳头的肋间隙中，由
前正中线旁开3横指处即是。

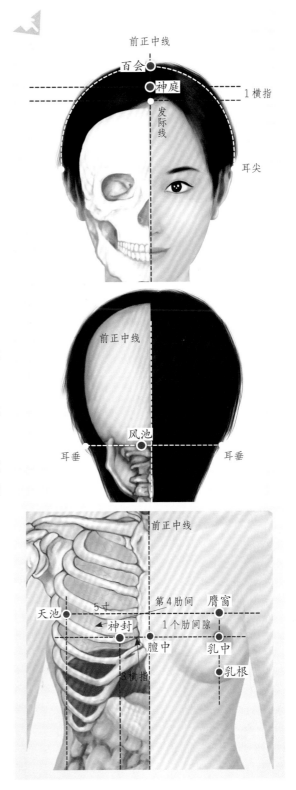

🔵 **按摩方法**

给乳汁淤积的新妈妈做按摩，按摩前要先热敷乳房3~5分钟，以减轻胀痛感，热敷温度以新妈妈能接受为佳，避免过热烫伤皮肤。注意将乳头露在外面。

1

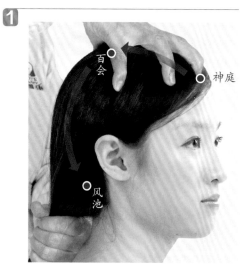

从头前额开始，右手五指伞形展开，稍用力，从神庭渐移至百会，再移至风池，反复梳5~8次。

2

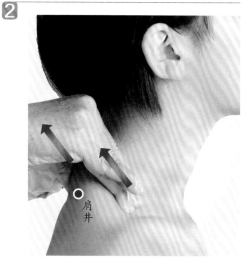

拿捏两侧的肩井2分钟，使全身感到舒适、轻松。

3

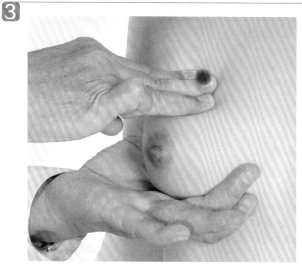

新妈妈仰卧或坐位，用湿热毛巾热敷乳房3~5分钟后，在乳房上涂抹上芝麻油，一只手托起乳房，另一只手中间三指并拢，在乳头和乳晕处施以轻柔的揉法，以引起排乳反射。继续在乳头外侧至乳头处施以指揉、指摩、指梳、指抹等法，直至肿块消失、淤乳排出。

扫一扫
看催乳按摩视频

4

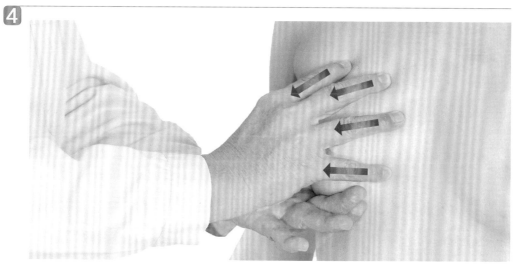

捏拿胸大肌3~5次。

5

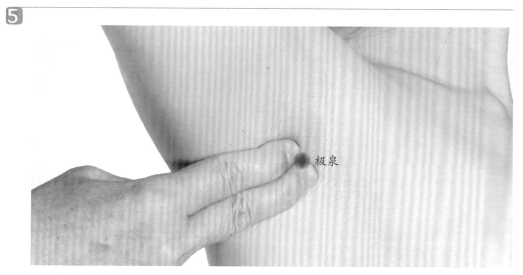

极泉

按揉极泉3~5次。

6

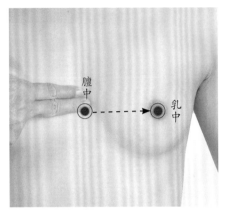

点按膻中、乳中各5次。

7

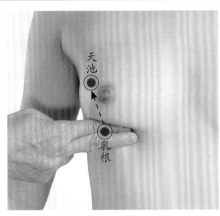

点按乳根、天池各5次。

8

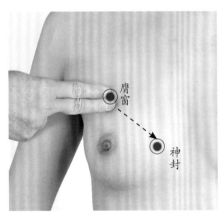

点按膺窗、神封各5次。

9

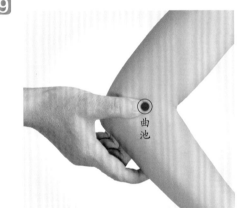

点按曲池5次。

10

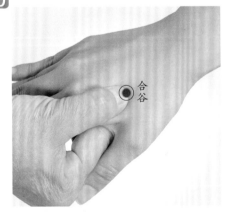

点按合谷5次。

11

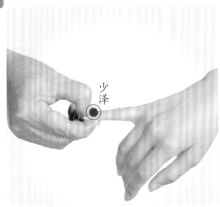

点按少泽5次。

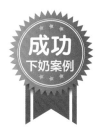

新妈妈小徐有乳腺增生病史，在产后第3天下午，她感觉乳房有微微的胀痛感，但不明显，觉得没什么大碍，就没放在心上，也没和家人说。结果到了晚上十点左右，胀痛感突然加重了。接到电话后，我顾不上夜深，火速前往她家。经过检查，我发现她两侧乳房有多个小石子般大小的肿块，肿块的边缘比较清晰，用手触摸时可以滑动，这是明显的乳汁淤积症状。

针对这一症状，我先用桃木梳在她头部施以梳法，再用砭石梳子轻梳。然后按摩打通她的任督二脉，使经络通畅。按摩之后，再根据血液"温则行、寒则凝"的原理，在膺窗、神封、天池、乳根等穴施以艾灸，帮助疏堵散瘀。在完成按摩和艾灸之后，小徐就感觉不那么胀痛了。

饮食调理

通气下乳中药：通草

通草有通气下乳、利尿通淋的功效，常与甘草、猪蹄同用，适合产后乳汁不畅或不下的新妈妈食用。《本草纲目》记载通草"入太阴肺经，引热下降而利小便；入阳明胃经，通气上达而下乳汁"。

别　　名	寇脱、离南、倚商、葱草等。
性味归经	性凉，味甘、淡，归肺、胃经。
用法用量	煎汤，一般用量6~12克。
适用体质	湿热体质。
禁　　忌	气阴两虚、内无湿热者及孕妇慎服。

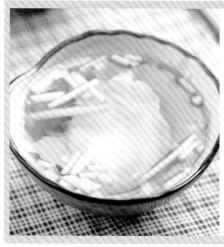

通草鸡蛋汤

原料：通草3克，鸡蛋2个，红糖适量。

做法：①将通草洗净浸泡半小时。②将通草放入锅中，加适量水煮20分钟。③打入鸡蛋，待鸡蛋煮熟后，加红糖调味即可食用。

功效：通草有通气下乳、利尿通淋的功效，鸡蛋能补充丰富的蛋白质和维生素，红糖有助于补铁补血，增强体质，很适合患有急性乳腺炎的新妈妈食用。

急性乳腺炎

扫一扫
看催乳按摩视频

乳汁淤积、乳头被宝宝吸破导致病菌侵入或受凉，都可能会引起急性乳腺炎，表现为初期乳房局部红肿热痛，按之有硬块，日久化脓溃烂，同时伴有发热、恶寒、头痛等全身症状。急性乳腺炎多发生在产后3~4周的哺乳期，尤其以新妈妈为多见。如果乳房局部红肿热痛，触摸有硬块时，可用下面的方法缓解，但手法一定要轻。

按摩手法及步骤

如果新妈妈已经诊断为急性乳腺炎，应该以输液消炎为主，适当的按摩可以起到辅助作用。按摩的方法与乳汁淤积型缺乳的按摩方法（见56~58页）完全相同。按摩过程中，宜先轻后重，先近后远。

乳汁淤积型乳腺炎

乳汁分泌过多却没有及时排空，或在输乳管还不畅通时大补，引起肿胀而未能及时缓解，都容易引起乳汁淤积型乳腺炎。乳汁淤积型乳腺炎的按摩方法是在乳汁淤积型缺乳（见54页）的基础上，增加了按揉风池（图1-1）、膈俞（图1-2）各20次这一步骤。

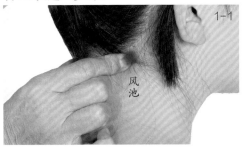

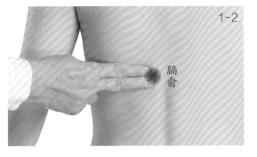

细菌感染型乳腺炎

乳头破损、皲裂或新妈妈免疫力下降，都容易使细菌通过输乳管开口进入乳腺，引起细菌感染型乳腺炎。细菌感染型乳腺炎的按摩方法是在乳汁淤积型缺乳（见54页）的基础上，增加了搓胁肋（图2-1）1分钟、点按期门（图2-2）5次、自下而上捏脊（图2-3）6次这3个步骤。

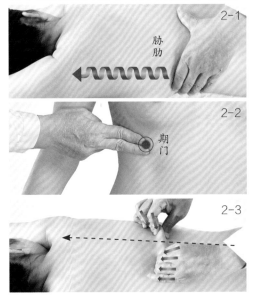

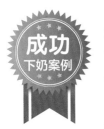

新妈妈小翟产后1个月出现了高热症状，体温高达38.7℃。去了她家，经过检查，我发现她左侧乳房上有明显的红肿，轻按能感受到该处皮肤下有肿块，小翟也疼痛难忍，这明显是急性乳腺炎初期，症与乳汁淤积非常相似。

根据中医的辨证施治，发热、炎症等多属于实证范畴，治疗的手法应该是泻法。在安慰小翟放松心态，并告诉她能很快缓解病痛后，我首先在她乳房的红痛处施以梳法和热敷，使乳腺得以疏通，让乳房的肿块慢慢消失。然后再点按手上的合谷，脚上的太冲，腿部的足三里，背部督脉上的大椎，足太阳膀胱经上的诸穴，同时辅以从手腕内关向内肘窝推按，以帮助退热。

饮食调理

清热解毒中药：蒲公英

蒲公英是清热解毒、消痈散结的良药，主治内外热毒疮痈之症，也兼能疏郁通乳，《新修本草》就记载蒲公英"主妇人乳痈肿"。蒲公英是治疗乳痈的要药，浓煎内服，常被用于急性乳腺炎的中医治疗。

别　　名：	尿床草、黄花地丁、婆婆丁等。
性味归经：	性寒，味苦、甘，归肝、胃经。
用法用量：	煎服，9~15克；外用适量，捣敷或煎汤熏洗患处。
适用体质：	湿热、痰湿体质。
禁　　忌：	不可与寒凉的食物同食，会损伤人体阳气。

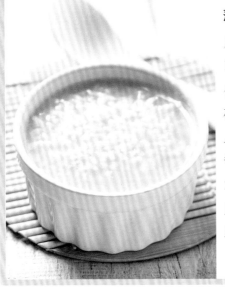

蒲公英粥

原料：鲜蒲公英100克（或干品50克），粳米100克。

做法：①将鲜蒲公英（或干品）拣净，洗净切碎，水煎取药汁。②粳米淘洗干净入锅，倒入蒲公英煎汁，再加适量水，煮为稀粥即可。每日分2~3次温热食用，3~5天为一个疗程。

功效：蒲公英具有消肿散结、清热解毒的功效，用来煮粥食用，可以辅助治疗新妈妈急性乳腺炎。

乳头凹陷或扁平

扫一扫 看取穴视频

乳头凹陷分为真性乳头凹陷、乳头内翻、假性乳头凹陷3种情况，都会影响乳汁的排出。若乳头陷于乳晕内，且牵拉也不高出乳晕，为真性乳头凹陷；若乳头向内翻不能拉出，称乳头内翻；若与乳房皮肤在同一平面仅不能竖起者称为扁平乳头，也称假性乳头凹陷。以上几种乳头凹陷系由于乳头及乳晕的平滑肌发育不良，乳头内输乳管较短，导致乳头不能凸出。

💧 按摩手法

梳法、按法、揉法。

💧 按摩穴位

膻中：在胸部，由锁骨往下数第4肋间，平第4肋间，当前正中线上即是。

乳中：将食指指腹放于胸部乳头中央，食指指腹处即是。

乳根：在胸部第5肋间隙，前正中线旁开4寸。

肩井：在肩胛区，第7颈椎棘突与肩峰最外侧点连线的中点。

合谷：一手轻握拳，拇、食指指尖轻触，另一手握拳外，拇指指腹垂直下压即是。

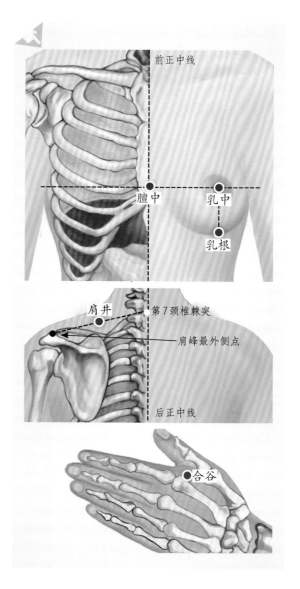

按摩方法

扫一扫
看催乳按摩视频

1

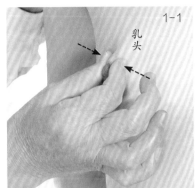

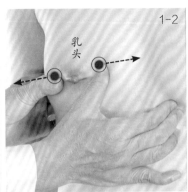

新妈妈坐位或仰卧位。双手从乳房两侧向乳头中心挤出一些乳汁（图1-1），用两拇指或食指平行轻压乳头两侧，慢慢地由乳头向两侧外方拉开（图1-2），继而捻转乳头使乳头向外凸出，同样的方法绕着乳头做一圈。

2

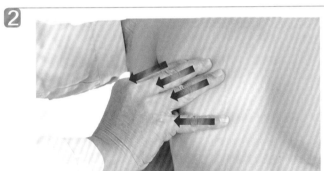

用拇指、食指、中指三指轻轻提拿乳头（似宝宝吮吸状）2分钟。五指从远端向乳头方向梳乳房5分钟。

3

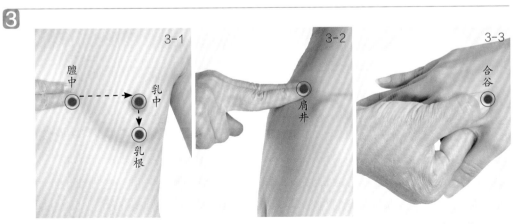

点按或按揉膻中、乳中、乳根（图3-1）、肩井（图3-2）、合谷（图3-3）各5次。

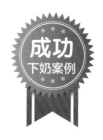

王女士生完宝宝7天了，来电咨询说宝宝不愿意吃母乳，她感觉奶胀疼痛。当天下午我到她家，通过检查发现她乳头凹陷，乳房有明显的肿块。她告诉我小时候她不穿文胸也不会露出点点，对乳头凹陷并没有太在意。直到有了宝宝，才意识到这是一件比较麻烦的事。她也听家人说过，刚生完宝宝，乳头都要挤挤才能露出来，但因为当时看她总疼得哭，家人就没给她挤出来。针对这种先天性乳头凹陷的情况，我先给她提拉乳头，进行乳腺按摩，同时建议她买假乳头。

具体方法：先用毛巾热敷乳房2分钟，再用梳法和按揉法点按膻中、乳中、乳根，并在肿块处按揉，逐渐排出淤乳，同时提拉乳头。接着将假乳头罩在乳头上给宝宝吮吸，宝宝一开始会排斥，不吸吮，此时新妈妈不妨坚持一下，坚持几次慢慢就会适应。然后我又帮王女士放松肩井部位，缓解她原本紧张的情绪。

最后我又告诉了她一些注意事项：

①要坚持给宝宝吮吸。

②在乳汁没有完全畅通时，不要吃浓汤和高蛋白的食物。

③喂母乳时先提拉乳头。

④要有信心坚持做完一个疗程3次乳腺疏通按摩。

轻度乳头凹陷矫正方法

手动牵拉

对于轻度乳头内陷，可以用手指或吸引器将乳头挤牵出乳晕外面，两手指沿水平方向捏住乳头，向外持续或间断地牵拉乳头，每次牵拉时间约10分钟，双侧乳头交替进行。每天可牵拉3~5次。

器具牵拉

产后乳头还是扁平的，可以先用吸奶器吸，再让宝宝吸，吃奶就会顺利多了。乳头凹陷的新妈妈，坚持用手或吸奶器牵拉，一样能实现母乳喂养。

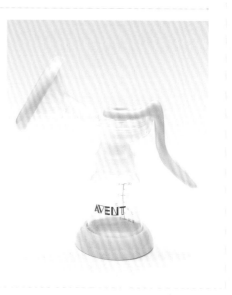

● 饮食调理

利水消肿中药：红豆

红豆有利水消肿的功效，还能止泻痢、通小便、健脾胃、除烦满。此外，红豆还有通乳汁的功效，《本草纲目》记载其"暴痢后，气满不能食者，煮食一顿即辟瘟疫，治产难，下胞衣，通乳汁"。

红豆	
别　　名	美人豆、相思豆等。
性味归经	性平，味甘、酸，归心、小肠经。
用法用量	可搭配薏苡仁、绿豆煮粥，不限定用量，也不宜一次食用过多。
适用体质	湿热体质。
禁　　忌	易上火、口渴、口干者不宜食用。

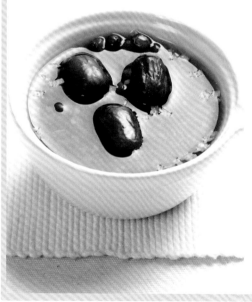

红豆红枣汤

原料：红豆250克，红枣20个，红糖适量。

做法：①将红豆洗净，红枣洗净去核备用。②取适当清水于锅内，烧开，加入红豆，煲至其裂升。③加入红枣，转慢火煮2个小时，放入红糖调味即可食用。

功效：红豆消肿利尿、清毒生乳；红枣补中益气、健脾和胃。服用本汤可理气通乳、补气生津、清热利湿。

乳头皲裂

扫一扫 看视频

乳头皲裂是指乳头及乳晕出现不同程度的伤口。乳头破裂后，宝宝吸奶时妈妈会感觉疼痛，裂口深的甚至会出血。妈妈由于疼痛而影响哺乳，致使乳汁迅速减少或乳汁淤积，并可导致细菌侵入，引起乳腺炎。乳头皲裂时间短，症状较轻，可用产后普通型缺乳取穴按摩方法（见34~36页）疏通乳腺。

乳头皲裂多由哺乳方式不当引起

有些妈妈担心宝宝吃奶时，乳房会堵着宝宝的鼻孔，就没有把乳头和大部分乳晕放入宝宝口中，而只让宝宝吸乳头，使得乳头受力过大，以致乳头破裂。应及时改正哺乳方法，把整个乳晕放入宝宝口中，以减小对乳头的吮吸力。

乳汁分泌过多也会引起乳头皲裂

有些新妈妈因乳汁分泌过多，乳头皮肤长期浸渍，会引起乳头湿疹溃烂。因此，妈妈平时还要注意乳房护理，勤换内衣，保持乳头干燥，适当减少喝催乳营养汤。

改善乳头皲裂的方法

哺乳前应按摩乳房

按摩的同时，挤出少量乳汁使乳晕变软。

先从疼痛较轻的一侧乳房开始哺乳

这样可以减轻对另一侧乳房的吮吸力，并让乳头和2/3的乳晕含在宝宝嘴里，以防乳头皮肤皲裂加剧。

用乳汁滋润乳头

新妈妈在哺乳后，可以挤出适量乳汁涂在乳头和乳晕上，不要着急穿衣服，先让乳头露在外面，直到乳头干燥。乳汁具有抑菌作用，且含有丰富蛋白质，有利于乳头皮肤的愈合。

用维生素E或医生推荐的药物涂抹伤口

对于已经皲裂的乳头，可以每日使用维生素E或医生推荐的药物涂抹伤口处，促进伤口愈合。也可以先用温开水清洗乳头，接着涂以10%鱼肝油铋剂，或复方安息香酊，或用中药黄柏、白芷各等份研末，用芝麻油或蜂蜜调匀涂于患处。

暂停哺乳

如果乳头皲裂加重，可暂时停止哺乳24小时。但可以将乳汁挤出，用小杯或小匙喂给宝宝。

注意卫生

在平时的乳房护理以及做催乳按摩时，要注意保持乳头清洁卫生，以免感染而患乳腺炎。

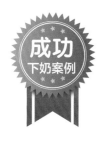

一直有妈妈向我哭诉，乳头破裂时喂奶太痛苦：喂也痛，不喂也痛。孔女士刚生完孩子3天，就打电话告诉我说乳头破了，喂奶时很疼，乳汁也不多。第2天我到她家，经过查看，发现她左右乳头都有不同程度的破裂。细问之下，原来是生产前没有进行乳头护理，生完宝宝后喂奶方法也不正确，所以导致乳头皲裂。因为乳头疼痛，喂奶又不及时，乳房还有少许肿块，乳汁没有及时排出，奶量也变得很少。

考虑到孔女士乳头破裂时间短，症状比较轻，我用产后普通型缺乳按摩手法（见34~36页）给她疏通乳腺，并在破裂的乳头上涂一些维生素 E（新妈妈也可以挤出一点母乳涂抹乳头）。这里要提醒新妈妈注意，需要等到乳头干燥后再穿文胸。如果乳头裂口处结痂难以清除，可以先涂芝麻油，等到结痂软化后用清水清洗，再涂上润肤油。

我再三叮嘱孔女士要掌握正确的喂奶方法，宝宝吮吸时需要让他含住 2/3 的乳晕，不能只让宝宝吸乳头。另外，在饮食上也要注意，饮食宜清淡，暂时不要急着吃催乳的食物。

乳头裂了怎么喂宝宝

如果乳头皲裂，根据严重程度用不同的方法，严重的停止母乳喂养1~2天，轻微的可以拉长母乳喂养间隔时间，如原来2小时喂1次，可以改成2.5个小时喂养1次，也可以用吸奶器、假乳头等辅助。哺乳前可用毛巾热敷乳房和乳头3~5分钟，使乳晕、乳头变软，让宝宝更易含吮。哺乳中可交替改变抱宝宝的位置，使吮吸力分散在乳头和乳晕四周。

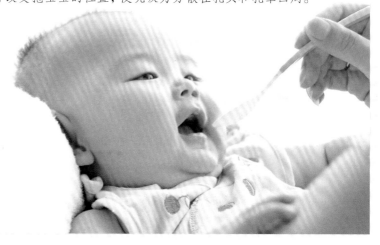

◆ **饮食调理**

通经下乳中药：漏芦

漏芦有很好的通经下乳功效，多用于乳腺阻塞、乳房胀痛、乳汁不下，《神农本草经》记载其"主皮肤热、恶疮疽痔、湿痹，下乳汁"。如果用于乳腺炎，常与王不留行同用；如果是气血亏虚、乳少清稀，则宜与黄芪、鹿角胶同用。

漏芦	
别　　名	野兰、鬼油麻。
性味归经	性寒，味苦，归胃经。
用法用量	煎服，5~9克；外用，研末调敷或煎水洗。
适用体质	湿热体质。
禁　　忌	气虚、疮疡者及孕妇忌服。

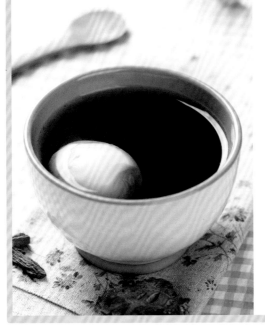

漏芦煮蛋

原料：漏芦10克，鸡蛋2个。

做法：①将漏芦洗净，放入清水煮约15分钟后，撇去杂质备用。②将洗净的鸡蛋放入漏芦汁中煮约5分钟。③蛋熟后取出，将壳敲碎后继续放入汁中稍煮即成。

功效：漏芦具有通经下乳、清热解毒、活血化瘀的功效，与鸡蛋搭配同食，可改善乳少、乳汁不通的症状。

产后5~6个月乳汁逐渐减少

扫一扫 看视频

很多妈妈在产后5~6个月时，发现原本充足的乳汁变少了，导致乳汁逐渐变少的原因往往与饮食、哺乳方式、情绪等因素紧密相关。如果乳房没有肿块，乳头状态良好，可用产后普通型缺乳按摩手法（见34~36页）进行按摩，并对以上几个方面加以注意，乳汁自然会逐渐充沛起来。

喂养方法得当可促进乳汁分泌

随着宝宝月龄的增长，很多妈妈总是担心母乳的量不够，于是开始添加过量的辅食，导致宝宝吃母乳的次数减少。由于乳头缺乏宝宝吮吸的刺激，乳汁自然就越来越少。其实宝宝6个月以前，母乳量是足够他吃的，能够满足宝宝的生长发育需求。

此外，很多妈妈缺乳是由于误食了有回乳作用的大麦及其制品，比如大麦芽、麦芽糖等，这一点要引起妈妈足够的重视，否则就会稀里糊涂地缺乳了。哺乳妈妈还应当避免吃辣椒、洋葱、大蒜等辛辣食物，尽量不要食用油腻或甜腻的食物，避免饮用含咖啡因的饮料。妈妈在保证乳汁量的同时，还要保证质。

处理好工作和哺喂宝宝的关系

许多妈妈由于工作的原因，不能定时给宝宝喂奶，当乳房充盈时只能挤掉乳汁或任其胀回，很快乳汁量就下降了。遇到这种情况，妈妈可以准备好吸奶器和母乳收藏袋，在上班时根据喂养宝宝的频率，用吸奶器吸出乳汁，放在储奶瓶或储奶袋内，存入冰箱。每日宝宝吸乳加吸奶器吸乳次数要不低于8次。此外，妈妈还要保证愉快的心情和充足的睡眠时间。

晨起赖床的时候，妈妈就可以给宝宝哺乳，等到上班临出门前，你可以进行第二次哺乳。下班回到家洗手换完衣服后，妈妈就可以享受美好的哺乳时光了，等到晚上睡觉前，还可以再进行一次哺乳。如果宝宝夜间有需求，也可以进行夜喂。周末或节假日的时候，妈妈们就扔掉奶瓶，尽情享受亲喂的美妙时光吧！不少背奶妈妈都有这样的感触，快到周末的时候，泌乳量会减少，而经过周末两天宝宝的吮吸，到周一的时候，乳汁居然又多了起来；乳房感觉满满的、胀胀的，这就是亲喂的神奇之处。所以在不上班的时候，妈妈们尽量不要用奶瓶喂宝宝。

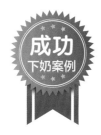

小赵向我求助时，她家宝宝已经6个多月了，之前一直坚持纯母乳喂养，原来的奶水也足够宝宝吃；现在奶水变少了，白天还要添加2次配方奶粉。

我告诉她，心情、饮食、营养等有可能影响乳汁分泌的。这么一提醒，她告诉我，月子过后饮食比较简单，经常外出吃饭。休完产假后再上班有些不适应，夜里要起来喂奶，导致睡眠不足。由于同时要兼顾工作和宝宝，她一直感觉很累。我明白了这就是她的症结所在。我告诉她一定要放松心情，一定要有母乳喂养的信心；只要身心都轻松，乳汁自然会来。如果工作比较忙的话，可以请宝宝爸爸和其他家人多费心照顾宝宝。

小赵补充说，因为上班，挤奶时间相对不定。我随后检查了她的乳房状况，没有肿块，乳头状态良好，于是选用产后普通型缺乳按摩手法（见34~36页）进行了按摩，并让她多吃点促进乳汁分泌的汤汤水水，如猪蹄黄豆汤、豆腐鲫鱼汤、王不留行鸡蛋汤、通草水等。平时要少出去吃，少吃生冷辛辣的食物，这些是会减少乳汁分泌的。我教她调整夜里喂奶频率，并叮嘱她上班时一定要及时排奶。2周之后小赵开心地告诉我，乳汁明显增加了。

上班族妈妈的喂奶攻略

每天上班前给宝宝喂1次奶，上班期间每隔2~3小时就挤1次奶，以刺激乳汁分泌。下班回来的时候和晚上睡觉前再喂1次奶。在周末的时候可以让宝宝多吮吸，因为哺乳期吮吸的次数越多，越有利于乳汁的分泌。每次应两侧乳房交替吮吸，要做到一侧吸空再吸另一侧。

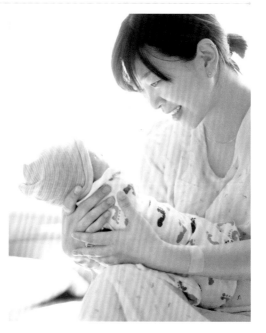

● **饮食调理**

通络下乳中药：丝瓜络

丝瓜络有助于通乳，用来治疗产后乳少或乳汁不通等症状，常与王不留行、路路通、猪蹄、鲫鱼等同用。《四川中药志》记载其治乳少不通的药膳方："丝瓜络30克，无花果60克，炖猪蹄或猪肉服。"丝瓜络也常与蒲公英、浙贝母、瓜蒌、青皮等搭配用以治疗乳腺炎。

丝瓜络	
别　　名	天萝筋、丝瓜网、丝瓜瓤等。
性味归经	性平，味甘，归肺、胃、肝经。
用法用量	煎服，5~9 克；用于药膳可适量增加。
适用体质	痰湿体质。
禁　　忌	脾胃虚寒者慎用。

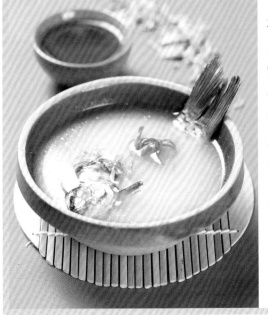

丝瓜络鲫鱼汤

原料：鲫鱼1条，丝瓜络30克，黄酒、姜丝、盐、芝麻油各适量。

做法：①鲫鱼宰杀处理干净；丝瓜络洗净切小块。②将芝麻油倒入锅中，大火烧热，放入姜丝爆香，再放入鲫鱼煎至两面金黄。③放入丝瓜络，调入黄酒，再加适量水煮沸，转小火炖至熟，加盐调味即成。

功效：此汤可通络下乳，补而不腻，能为妈妈补充丰富的优质蛋白质、矿物质和多种维生素。

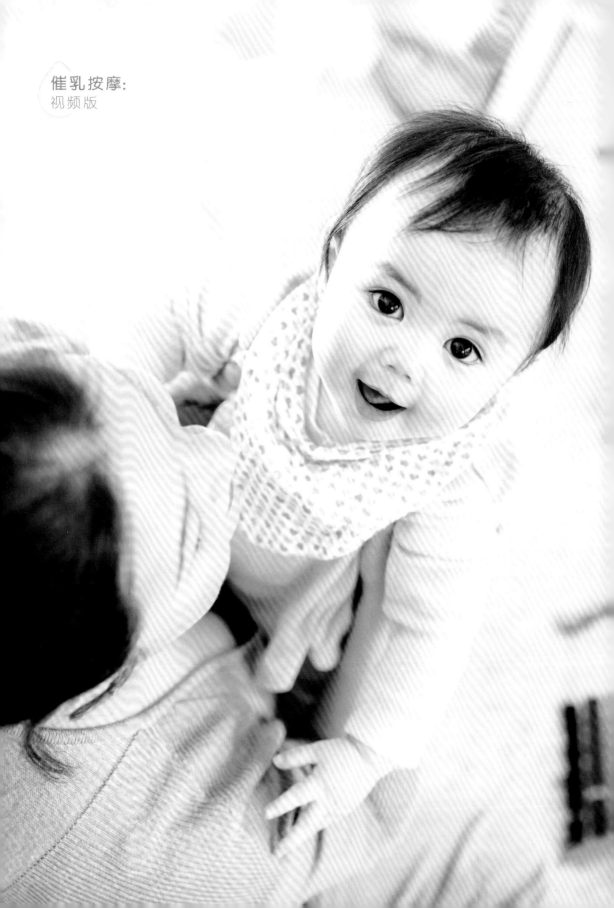

催乳按摩：
视频版

第四章

产后乳房保健按摩

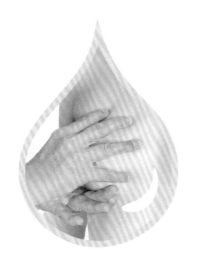

预防乳房下垂

扫一扫
做美丽哺乳妈妈

乳房是宝宝的粮食库，也是每位爱美妈妈最为关注的焦点。一些新妈妈担心哺乳会使乳房下垂，影响好身材，而对母乳喂养有些误解。哺乳和保持乳房丰满、挺拔是不矛盾的。哺乳促进了泌乳素的分泌，而泌乳素会增强乳房悬韧带的弹性。此外，母乳喂养能够消耗体内积存的热量，有促进妈妈形体恢复的作用。

很多妈妈出现乳房下垂的问题主要与哺乳前乳房的护理有关，只要妈妈在哺乳和平时生活中多加注重乳房护理，就能有效防止乳房松弛下垂。若能坚持母乳喂养，可把多余的营养提供给宝宝，保持身体供需平衡。宝宝的吸吮过程可以反射性地促进母亲泌乳素的分泌，促进妈妈子宫的收缩，能使产后子宫早日恢复，有利于消耗掉孕期体内蓄积的多余脂肪。

每侧乳房的哺乳时间保持在 10~15 分钟之间

妈妈的乳汁完全是根据宝宝的营养需求而分泌的，前乳含水、维生素和矿物质比较多，后乳中的蛋白质、脂肪和乳糖含量比较高。所以一定要养成宝宝每次吮吸单侧乳房10~15分钟的习惯，两侧乳房交替哺乳，防止哺乳后两侧乳房大小不一。如果宝宝没吃完，就要把剩余的乳汁挤出来。

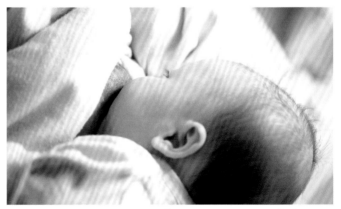

正确的哺乳不仅不会导致乳房下垂，还能增加乳房弹性，促进哺乳妈妈身体恢复。

不要挤压乳房

乳房受外力挤压，乳房内部软组织易受到挫伤，引起内部增生等，且外部形状易改变，使挺拔的双乳下塌、下垂等。哺乳妈妈睡觉时最好仰卧和侧卧交替着躺，不要长期向一个方向侧卧，也不宜抱臂或趴着睡，这样不但易挤压乳房，也容易引起两侧乳房发育不平衡。

每日用温水清洗乳房两次

包括洗澡在内，哺乳妈妈每日可以用温水清洗乳房两次，这样做不仅有利于乳房的清洁卫生，而且能增加乳房悬韧带的弹性，防治乳房下垂。洗澡时，可借助喷头的水力直接对胸部冲洗，可达到刺激胸部血液循环、按摩乳房的作用。

哺乳时不要过度牵拉乳头

宝宝过度牵拉乳房容易使乳房松弛下垂，因此选择合适的哺乳姿势很重要，要让宝宝自然地含住乳头和乳晕，而不是让宝宝费力地寻找和吮吸乳头。每次哺乳后，妈妈可以用手轻轻托起乳房，按摩2~5分钟。

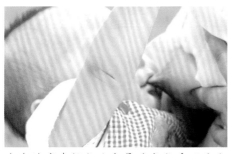

宝宝过度牵拉乳头容易造成乳房下垂和乳头受伤，新妈妈要观察是不是哺乳姿势不当导致的。

避免体重增加过多

无论是在孕期还是在哺乳期，都要避免体重增加过多，因为肥胖也可以促使乳房下垂。

哺乳期不要过长

如果条件允许，母乳喂养可以一直持续到宝宝2岁，这也是联合国卫生组织、联合国儿童基金会、国际母乳协会一直在倡导的喂养方式。但哺乳期也不宜太长，否则既不利于宝宝的健康成长（会对宝宝的牙齿发育不好，特别是男宝宝还容易有"恋母"现象），也不利于妈妈的乳房保健。

断奶要循序渐进

如果妈妈产后因为某种原因突然停止哺乳，会导致乳腺内的张力升高，容易使乳腺发生萎缩，乳房也会萎缩。所以妈妈在断奶的时候要循序渐进，千万不要让乳房过度涨奶，一方面容易患乳腺炎，另一面易导致乳房下垂。如果觉得乳胀，就要用吸奶器吸出一些乳汁，千万不可放任不管，那样容易诱发乳腺炎。用吸奶器吸1~2天，到第3天基本就不会有胀痛感了。

选择松紧合适的文胸

哺乳期的乳房呵护对防止乳房下垂特别重要，由于妈妈在哺乳期乳腺内充满乳汁，重量明显增加，更容易下垂。在这一关键时期，一定要讲究文胸的选用，松紧合适的文胸能发挥最佳的提托效果。睡觉时不要戴文胸。哺乳妈妈的文胸大小以舒适为宜，不要过于宽大，否则起不到提托乳房的作用，也不宜太紧，否则不利于乳房健康。在材质上应该注重吸汗、透气、无刺激性，最好是纯棉面料，不宜穿化纤材质的。

坚持做扩胸运动

扩胸运动会促使胸部肌肉发达有力，有助于增强对乳房的支撑作用。

为恢复乳房弹性，防止胸部下垂，新妈妈可以做做这个动作，帮助维持胸部肌肉的坚实：两手心相贴，指尖与下巴相平，两手肘向上抬。两手指尖互贴，向前伸直手肘。两手心相互用力拍打15次。上臂侧平举，手肘弯曲，抬到与下巴相平的高度，手心朝下，手要伸直，深呼吸，交叉两手20次。

下面这组动作也有助于哺乳妈妈维持胸部肌肉坚实，防治乳房下垂，可以每天重复做5~10次。

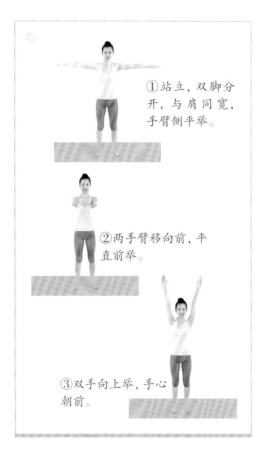

①站立，双脚分开，与肩同宽，手臂侧平举。

②两手臂移向前，平直前举。

③双手向上举，手心朝前。

胸部健美操

在孕期，由于激素的作用，促使乳腺生长，乳房内的血管也变得较为粗大，不仅向前推高，同时也向两腋方向扩大。而分娩后，乳房虽然有一定的自我复原能力，但其支撑乳房的韧带和皮肤因为长时间的拉扯很难一下复原，再加上妈妈哺乳期不注意乳房的保护，致使乳房不再挺拔，松弛下垂。此时，可以做胸部健美操来让乳房恢复往昔的美丽。

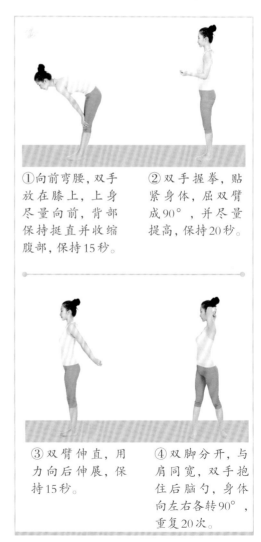

①向前弯腰，双手放在膝上，上身尽量向前，背部保持挺直并收缩腹部，保持15秒。

②双手握拳，贴紧身体，屈双臂成90°，并尽量提高，保持20秒。

③双臂伸直，用力向后伸展，保持15秒。

④双脚分开，与肩同宽，双手抱住后脑勺，身体向左右各转90°，重复20次。

呼吸法预防乳房下垂

充足的氧气是营造良好体内环境的重要因素，科学合理的呼吸方式可以预防和改善乳房下垂状况。胸前合掌，深深地吸气，并用力合掌，使左右肘与手臂成一字形，用力到双肩发抖，然后徐徐呼气，并卸去手臂力量，使手臂放松。一呼一吸的时间约8秒钟，每日坚持此呼吸法5分钟，对预防乳房下垂有很好的效果。

按摩法预防乳房下

坚持乳房按摩，最好每日进行1~2次，不但可以预防乳腺炎，还能使乳房变得丰满有弹性。在按摩之前，可以先用热毛巾敷一下乳房，以增强按摩的效果。

每日临睡前，两手互搓至掌心发热，将掌心紧贴乳房、乳晕位置，以画圈的方式向上按摩，直至锁骨，然后将范围扩大至腋下继续做螺旋状按摩。

平时可用双手交替用力将背部和腋下脂肪向乳房中间推，大约30次；再从腹部推脂肪至乳房根部，再向上推至乳房，大约30次，这也有助于预防乳房下垂。

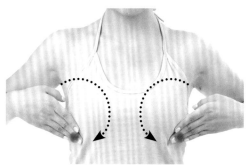

用掌心从乳房外侧向内轻揉乳房，重复10次至胸部隐隐发热，也有助于预防乳房下垂。

产后应循序渐进做运动

产后进行适当运动，可以促进血液循环，增加热量消耗，防止早衰，恢复孕前的美好身材，但也要注意时间不可过长，运动量不宜过大，根据个人的体质逐渐延长时间，适当增加运动量，循序渐进。另外还有运动的时间节点需要新妈妈注意。

①顺产的新妈妈在产后6~12个小时就能下床适当走动；剖宫产的新妈妈需要等到24小时后才能翻身、下床走动。

②剖宫产的新妈妈由于伤口的关系，要注重卧床休养，到了第2周才可以开始做些简单轻柔的恢复运动。

③新妈妈产后恢复一切顺利的话，可以从第6周开始进行瘦身运动。

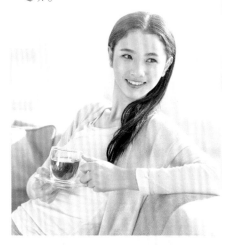

预防乳房肿胀疼痛

扫一扫
做美丽哺乳妈妈

新妈妈在分娩后的3~6天，乳房会逐渐开始充血、发胀，分泌大量乳汁。如果乳汁分泌得过多，又未能及时排出，就会出现乳房胀痛。较长时间的胀奶容易引起乳腺炎，应该及时处理。

从孕期开始预防

如果有乳腺增生，就要在孕晚期进行乳腺疏通。可以在每日洗澡时，用梳法进行乳房按摩（参见第49页步骤4），但要避免刺激乳头，以防引起宫缩。

产后不宜立即喝催乳汤

输乳管不畅通，导致乳汁淤积，就很容易出现乳房肿胀疼痛。所以新妈妈产后不要马上食用大补的食物及催乳的食物。要等到输乳管畅通、宝宝的需求量提高以后再进行催乳。

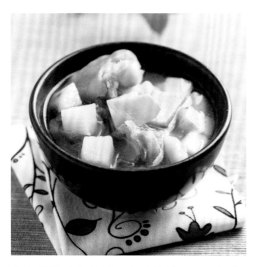

饮食催乳看新妈妈母乳喂养情况，一般第2周饮食就可以注重开胃、补气血。

产后及时排乳

新妈妈在产后1周内，需要每隔2小时排一次乳，等到宝宝吃奶的频率和泌乳相吻合后，就可以按需哺乳了。

不要穿紧身文胸

哺乳妈妈要避免穿紧身的文胸，甚至可以在产后1周内不穿文胸，这样有助于保持乳腺顺畅，避免乳房胀痛。

不要挤压或碰撞乳房

哺乳妈妈无论是在睡觉时还是在其他时候，都得注意不要挤压碰撞到乳房。因为在哺乳期，乳腺会因为乳汁的充盈变得很脆弱，很容易受伤，有时宝宝小脚小手的打击都有可能引发乳房胀痛。

哺乳前按摩乳房

喂哺前，可以用湿毛巾热敷乳房3~5分钟，随之柔和地按摩整个乳房，轻轻拍打数次，手以C字形握住乳房，先往胸壁压，以大拇指从乳房上方往乳晕下至乳头挤出部分乳汁，或配合吸奶器，增加哺乳次数，防止乳房损伤。

保持好心情

哺乳妈妈千万不要焦虑、生气，应该保持良好的心态面对产后的各种问题。有一位宝宝4个月大的哺乳妈妈，由于休假即将结束，因脱离岗位一段时间，怕不能胜任工作，于是整天在家担心害怕，结果就出现了乳房肿胀疼痛的情况。

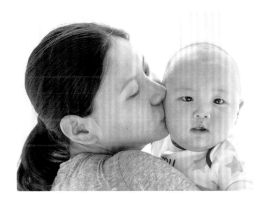

避免生病

哺乳妈妈要做好预防生病的举措，尤其是不能受凉，否则易引起乳房肿胀疼痛，甚至是急性乳腺炎。

应对乳房肿胀疼痛

①如果有轻微的胀痛感，可用热毛巾热敷乳房，注意避开乳晕和乳头部位，因为这两处的皮肤较嫩。热敷3~5分钟后进行排奶，吃疏肝理气的食物，胀痛感就会明显减轻。

②如果乳房很痛，可再用一盆40℃以上的热水，弯上身，让乳房泡在脸盆里，轻轻地摇晃乳房，借着重力使乳汁较容易流出来，直至乳腺管通畅、肿胀消失为止。

③缓解乳房胀痛的最好办法就是让宝宝频繁吮吸。给宝宝哺乳时，一定要将双侧的乳房都排空。如果宝宝实在吃不完，就要借助吸奶器进行吸奶，避免乳汁淤积引起乳房胀痛，还能促进乳汁分泌。

④如果给宝宝哺乳后还是肿胀，可以用清凉的毛巾冷敷乳房以减轻胀痛，还有助于阻止细菌侵入引发炎症。冷敷不会让乳腺组织萎缩，不必担心因此而减少乳汁分泌。

⑤用按摩缓解胀痛感。先洗净双手，再握住整个乳房，轻轻从乳房四周向乳头方向进行按摩挤压。如果挤压时发现某处有硬块，可以用下面的按摩方法来缓解。

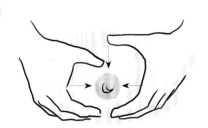

①双手呈C字形托住乳房，朝乳头方向推，特别是有硬块的地方要多推几下。

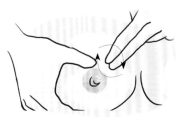

②用一只手托住乳房，另一只手的食指和中指并拢，在硬块处下压，并画圈轻揉。

预防乳腺增生

乳腺增生是最常见的慢性乳腺疾病，与内分泌紊乱有关，主要表现为胀痛和刺痛。只要是良性的乳腺增生，可以通过母乳喂养、情绪调整及饮食调整来治愈，但也有一些情况需要住院治疗。预防乳腺增生，哺乳妈妈要重点关注饮食、情绪、内衣选择3个方面。

饮食

控制高热量食物的摄入，特别是油炸及激素含量高的食物，如薯片、薯条、炸鸡等。

情绪

保持平和心态，减少焦虑感。偶尔的心情不好也是可以理解的，但不能让这种情绪长时间持续下去，否则就会对身体和宝宝不利。

内衣

不要穿紧身的文胸，选择松紧适合的棉质文胸，有助于保持乳房的血液循环顺畅。

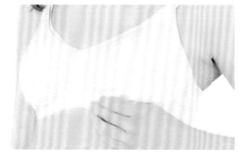

文胸过紧不利于乳房健康，也不宜太过宽松，否则容易造成乳房下垂。

预防乳腺纤维腺瘤

乳腺纤维腺瘤的形成与较高水平的雌激素作用于敏感的乳腺组织有关。纤维腺瘤多发于年轻的女性，并可在孕期增大，随着年龄的增长纤维腺瘤会萎缩。目前治疗的方法一般是手术切除。

出现乳腺纤维腺瘤，一般表现为乳房有肿块，肿块的边界清晰，而且活动性好，大多数不会有疼痛感。预防乳腺纤维腺瘤，可以从以下4个方面来关注。

饮食

饮食规律，营养搭配科学合理，多食新鲜的蔬菜和水果，少吃或最好不吃含咖啡因的食物，如咖啡、巧克力等。不吃油炸食物。用激素催熟的禽肉、瓜果等也要避免食用，因为这些食物通常含有大量的雌激素，而雌激素正是乳腺纤维腺瘤的刺激因子。

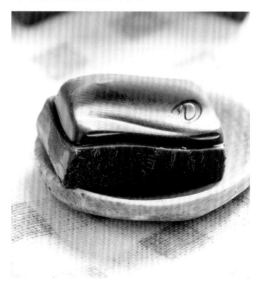

巧克力中的咖啡因不利于哺乳妈妈和宝宝的健康，而且巧克力热量高，常吃容易使新妈妈发胖。

预防其他乳腺疾病

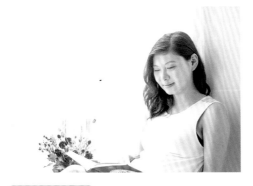

预防乳腺癌

很多人谈到乳腺疾病就联想到乳腺癌，实际上，在常见的乳腺疾病中，有80%是乳腺增生。但乳腺增生和乳腺癌是可能同时存在的，或由乳腺增生发展为乳腺癌。研究表明，早期乳腺癌的治愈率高达80%~90%。因此，哺乳妈妈应该每月做1次乳房自检，了解自己的乳房状况，有助于预防和及早发现乳腺癌。

生活方式

保证规律的生活作息，特别是职场妈妈，不要长期熬夜加班，以免给身体和心理施加过大压力。

情绪

情绪是乳腺纤维腺瘤的重要诱因，当新妈妈总是处于怒、愁、忧、悲等情绪中时，就会抑制卵巢的排卵功能，出现黄体酮减少，使雌激素相对增高，导致乳腺增生、乳腺纤维腺瘤。

定期做检

尽管乳腺纤维腺瘤是良性肿瘤，但也可能会变成恶性的，所以哺乳妈妈要时刻警惕乳房的变化。平时要注重乳房自查，做到早发现异常、早诊断、早治疗。如果发现乳房出现肿块，就要立即去医院检查，积极治疗。此外，如果新妈妈年龄偏大，有乳腺增生且病程较长或多次复发，也要提高警惕，定期检查就诊，防止病情变化。长期使用激素及激素类药物治疗疾病，更要注意乳腺纤维腺瘤；每年去医院做1次乳腺专科的检查，有助于早发现、早治疗。

乳房自我检查方法

①目测。新妈妈站在镜子前，双臂下垂，观察左右两侧乳房的形状、大小、颜色，同时用手感受触摸，感受乳房的质感。

②双臂上举。做同样的观察，如果两侧乳房不对称，就要引起注意。

③双手置于胯骨上，用力使胸肌收缩，同时弯下腰。如果感觉乳房吃紧，就要引起注意。

④躺卧进行触摸检查。在肩膀下垫一个枕头或毛巾，手臂伸直，使乳房组织充分伸展，用三个手指触摸整个乳房，腋窝和锁骨附近也不能忽略。如果觉得有硬块或其他异常，应该到医院做进一步检查。

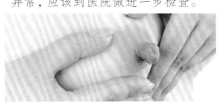

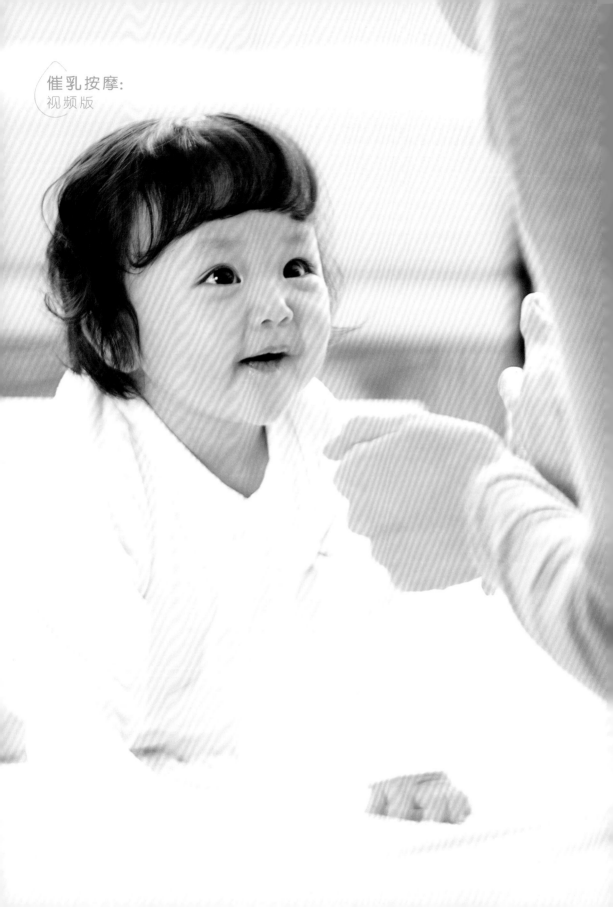

催乳按摩:
视频版

第五章

6 周饮食催乳方案

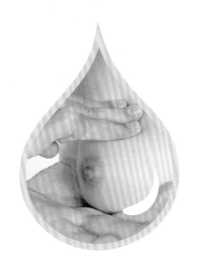

催乳饮食禁忌

扫一扫
轻松下奶

忌滋补过量

滋补过量可引起新妈妈肥胖，又可使乳汁中脂肪含量增多，造成宝宝肥胖、过敏。若宝宝胃肠消化能力较差，不能充分吸收时则会出现脂肪泻，长期慢性腹泻会造成宝宝营养不良。

忌吃鸡蛋过多

过多食用鸡蛋会加重肾脏负担，不利于妊娠所致的血液中高胆固醇的排泄，且会使胆固醇含量持续升高。因此每天最多吃2个。

忌喝高脂肪汤

汤中脂肪含量过高会导致新妈妈高血脂、高血压、身体发胖，也会通过哺乳引起宝宝脂肪泻，影响妈妈和宝宝健康。

忌食味精

味精通过乳液进入宝宝体内会影响宝宝对锌的吸收，造成宝宝缺锌。产后3个月内的哺乳妈妈菜肴应尽量避免加味精。

忌食过硬食物

新妈妈分娩后易产生牙齿松动，且肠胃消化功能减弱，所以应忌食过硬食物。

忌节食过早

节食过早不利于新妈妈身体恢复和给宝宝优质而充足的母乳。产后最重要的是营养全面而合理，注意平衡膳食，不必节食，体重就会恢复。

忌喝红糖水过久

长时间饮用红糖水会使恶露的血量增多，造成新妈妈继续失血而引起贫血，饮用时间以产后7~10天为宜。

忌吃辛辣食物

过于辛辣的食物可使新妈妈体内生热，出现口舌生疮、便秘及痔疮等，也会通过乳汁使宝宝体内生热上火。

忌烟、酒、茶

母乳喂养的母亲为了孩子的健康和未来，在哺乳期最好不要吸烟、饮酒、喝茶、喝咖啡等。

忌产后立即服人参、鹿茸

人参、鹿茸会引起新妈妈失眠、烦躁、心神不宁，还有可能加重出血。在产后2~3周以后产伤已愈合、恶露明显减少时，才可适当服用。

下奶食谱制作原则

产后新妈妈的饮食要先注重开胃助消化,再补气血。在催乳的基础上,还要保证食物种类齐全多样,荤素、干稀搭配合理,清淡易消化。一般来说,新妈妈的配餐应达到以下要求。

食物种类齐全多样

传统月子餐的食物种类比较单调,饮食基本偏精细,再加上新妈妈在月子期间活动较少,因此80%以上的新妈妈会出现习惯性便秘;这主要是由于食物中的膳食纤维偏少,导致大便体积减小,又长期卧床导致肠蠕动减慢引起的。但也不是所有的便秘都是因此产生的,贫血、运动太少、肠道疾病等都可能导致便秘。

在月子期间,新妈妈的饮食原则应该是"什么都吃,什么都不要多吃"。尽可能让每日的食物种类齐全多样,水果、蔬菜、薯类、谷类、豆类、奶类、蛋类、肉类、鱼虾类等均衡搭配。

不宜每天都吃某一种食物

就算某种食物营养很丰富,也不要每日都吃。

· 首先,不同的食物含有对身体健康非常重要的某些营养素或关键成分,这往往是其他食物所不具备的,如果只吃一种食物,就容易导致营养素摄入不均衡。根据新妈妈吃的食物不同,可表现为低血糖、贫血、头发稀疏、皮肤干燥、体重减轻或体重增加。

· 其次,长时间食用单调的食物会导致身体代谢减慢,不利于身体的恢复。

· 最后,食物种类的多样性还可以增加新妈妈的食欲,给新妈妈带来愉悦的心情。

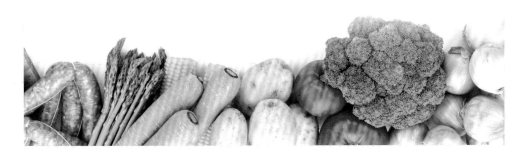

清淡可口，易于消化

新妈妈产后处于比较虚弱的状态，胃肠道功能难免会受到影响，尤其是剖宫产的新妈妈，术后胃肠道的蠕动功能需要慢慢恢复。因此，在产后的第1个星期内，最好以易消化、易吸收的流食和半流食为主，例如稀粥、蛋羹、米粉、汤面及各种汤等。

月子里的饮食应清淡可口，食物切忌调味偏重。还需要注意的是，新妈妈在月子期间是可以吃盐的，但应尽量保持清淡口味，也不能遵循老说法不放盐。盐中含有钠，如果新妈妈限制钠的摄入，会影响体内电解质的平衡，还会影响食欲，进而影响泌乳，甚至会影响到宝宝的身体发育。但盐吃多了，就会加重肾脏的负担，使血压升高。因此，月子里的新妈妈不能吃盐过多，也不能"忌盐"。

葱、姜、蒜、辣椒等虽然有行血化瘀的功效，但因刺激性较强，除姜适合新妈妈在月子期间适量食用，其他的则不建议食用。

荤素搭配，干稀搭配

荤菜和素菜、粗粮和细粮、固体食物和汤类要互相搭配，以满足新妈妈的恢复和哺乳需要。很多新妈妈的月子餐是以荤菜为主，坐月子的老习惯中还有不吃蔬菜的说法，说吃蔬菜会导致宝宝拉肚子，这种错误的经验容易导致新妈妈产后肥胖、便秘、内分泌失调、恶露时间延长、子宫恢复不好及宝宝湿疹等问题。

新妈妈的月子餐应做到干稀搭配。干的可以保证营养素的充分供给，稀的可以提供足够的水分。新妈妈摄入充足的水分有助于乳汁的分泌，还有助于防止产后便秘。

既要喝汤也要吃肉

很多新妈妈为了促进乳汁分泌，每日就喝很多催乳的荤汤，结果还是没什么效果。这主要是因为汤里的营养不足5%，大部分的营养还是在肉里，所以既要喝汤，也要吃肉。最需要注意的是喝汤时应该增加固体食物，这样可以使食物在肠内停留的时间长一些，从而提高营养的吸收率。

哺乳新妈妈既要喝汤也要吃肉，这样更有助于提高乳汁质量，因为大部分营养还是在肉里。

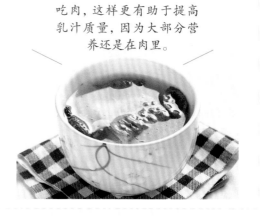

少食多餐，每日 5~6 顿饭

新妈妈在月子期间每日适合吃 5~6 餐，这无论是对于食物的消化吸收，还是对产后肠胃的调理，都是非常有益的。

从营养学角度讲，少食多餐有利于营养素的充分吸收；从保持身材的角度看，将同样多的食物分成 5 次以上食用，比起三餐来，因食物特殊动力作用，消耗的能量增多，这有助于新妈妈保持体重，不容易发胖。

在月子餐的具体安排过程中，不妨把每日的饮食分成 3 次正餐和 2 次加餐。正餐的饭菜丰富一些；加餐则可以相对简单一些，以汤羹、点心以及水果等为主。

新妈妈可参考以下的时间安排：早晨 7 点半左右吃早餐，中午 11 点半左右吃午餐，下午 3 点加餐，下午 6 点左右吃晚餐，晚上 8 点加餐。

摄入充足的蛋白质

就目前的生活条件来说，摄入充足的优质蛋白质基本没有问题。但需要注意的是，优质蛋白质包括植物蛋白质和动物蛋白质，植物蛋白质主要包括豆类、豆制品以及各种坚果，动物蛋白质包括鱼、虾、禽、肉、蛋、奶等。富含蛋白质的食物，每日建议食用 200~250 克。此外，富含蛋白质的食物，应该以煮蒸为主，小炒为辅，少吃或不吃煎炸类的，因为蛋白质经过煎炸易变性，不仅会使营养价值降低，还会产生某些不利于身体健康的物质。

人体对蛋白质的需求不仅是在量上，还体现在蛋白质中所含的必需氨基酸的种类和比例上。由于动物蛋白所含的氨基酸种类和比例比较符合人体的需要，所以营养价值比植物蛋白高一些。米、面中的蛋白质缺少赖氨酸，豆类中的蛋白质缺少蛋氨酸和胱氨酸。所以合理的饮食应该是把动物蛋白和植物蛋白搭配摄取，而非单一补充某一类蛋白质，这样能有效提高蛋白质的吸收率。

坚果中的蛋白质含量丰富，新妈妈可适量食用，建议每天食用 1 小把。

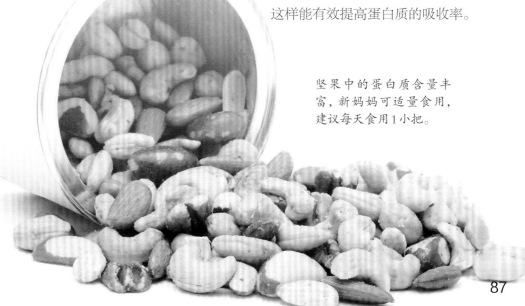

多吃含钙丰富的食物

人体内约99%的钙储存在骨骼中，钙是构成骨骼的核心部分，而且骨骼还充当人体的钙库，所以当血液中的钙离子浓度下降时，骨骼中的钙就会被释放到体液中维持平衡。剩余约1%的钙分布在体液和细胞内，虽然量很少，但作用很大，对维持血压、肌肉收缩（心脏跳动）、调节各种激素及血液的凝固都有帮助。

钙对哺乳妈妈尤为重要，除了自身的需要外，哺乳妈妈每日还会因哺乳流失近300毫克的钙，所以哺乳妈妈需要常吃含钙丰富的牛奶等乳制品、虾、黄豆、豆腐、白菜、木耳等。

除了多吃含钙丰富的食物，由于维生素D能够调节钙的代谢，有助于钙的吸收，所以在补钙的时候，同时补充维生素D，会让补钙的效果更好。新妈妈在阳光充足的室外活动半小时以上，就能合成每日所需的维生素D。

骨头汤的补钙效果并不大

月子期间的补钙还有一个误区，就是天天喝骨头汤。其实骨头汤里的钙并不多，补钙的效果很有限。而骨头汤里的脂肪多，油腻，多喝反而易引起新妈妈不适，也会使乳汁中的脂肪含量过多，宝宝不易消化。

多吃含铁丰富的食物

在孕晚期，胎宝宝开始为出生后的6个月储备铁，所以孕妈妈很容易出现缺铁性贫血，缺铁不仅会让孕妈妈本身免疫力下降，也会导致胎宝宝的免疫力下降。再加上分娩时失血，所以孕妈妈在孕中期的时候就应该注重补铁。乳汁的多少跟铁和蛋白质的多少直接相关，所以分娩后，新妈妈也要及时补铁，多吃含铁丰富的牛肉、瘦肉、动物肝脏、动物血、芝麻、葡萄干、蚕豆、豆腐、菠菜、苋菜等食物。

提高铁吸收率的方法

①补铁的同时补充维生素C。多吃富含维生素C的莲藕、油菜、西红柿、鲜枣、草莓等新鲜蔬果。

②铁、钙不宜同补。由于钙会影响身体对铁的吸收，所以，在吃富含铁的食物或服用补铁剂时，不要同时服用补钙剂。由于牛奶中富含钙，因此补铁剂不能用牛奶送服。

③尽量使用铁锅烹饪。比如用不锈钢汤锅煮100克面条，面条中大约含3毫克铁；如果换成铁锅煮面，含铁量则高达87毫克，两者之间的差别很大。虽然如今已经很少有家庭在使用铁锅了，但如果有的话，不妨首选铁锅。

④少喝茶、咖啡。茶中的鞣酸和咖啡中的多酚，会干扰铁的吸收，从而影响补铁效果。

适当选择食补

食补是食疗的组成部分之一，食补简单方便，性味平和，没有不良反应，一直为人们所看重。只要是坐月子，人们都会想到补，但很多时候并没有做到合理地补。

如今有很多新妈妈在月子期间，以大鱼大肉或昂贵的营养品大补，甚至是去中医院开一些中草药来滋补。俗话说"药补不如食补"，坐月子的食补应该以温补为主，结合季节调补是窍门。

这个说起来简单，具体该怎么做？这里教给新妈妈及家人一个最简单的方法，以荤素搭配为例，先拿上纸、笔去菜市场，把当季的蔬菜记录一遍，回家用笔打勾，每日选择3~5种，共500克蔬菜，其中绿叶菜300克，其他的200克，可以是瓜果类、根茎类等，根据菜单和喜好调配。

蔬菜确定好后，就是肉类了，高蛋白质低脂肪的肉类是首选，如鱼肉、牛肉、羊肉、鸡肉等，每日选择2~3种，每种100克就够了，也和蔬菜一样列个表，把适合月子期间吃的和喜欢吃的都列出。

蔬菜和肉类都列出后，就可以根据新妈妈的营养需求进行荤素搭配了。搭配时尽量做到营养素互补，就算喜好某一种食物，也不要一连好几天都吃。最好是将不同食物交替食用，比如今天吃了鱼肉，那明天就可以换成牛肉，这样更有利于健康。

选择合理的烹饪方式

选择食物只是食补的开始，合理的烹饪方式也很重要，烹饪方式决定了口感和营养价值。科学合理的方式烹饪出来的食物不仅好看，让新妈妈有食欲，营养吸收也更好。新妈妈月子期间的饮食注重营养和消化，所以动物性食物以蒸煮或煨炖为主，小炒为辅，因为煎炸容易使食物中某些营养成分变性；绿叶蔬菜则以急火快炒或焯烫为主，以减少水分和维生素的损失。针对严重消化不良的新妈妈，可以把食物做成泥状，或做成肉圆、饺子等易消化的食物来调理脾胃。

总之，不同的食物适合不同的烹饪方式，同样的菜，变换烹饪方式，也会使新妈妈的心情愉悦。心情好了，身体就恢复得快，乳汁分泌的质和量就都好了。

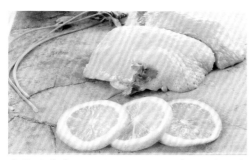

食物的荤素搭配除了注重口味外，还要注重营养素互补，比如将富含维生素C的柠檬和富含铁的肉类搭配，能促进铁的吸收。

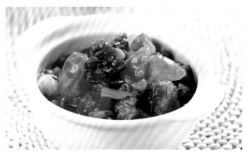

哺乳妈妈吃的肉类食物适合用煨炖的烹制方式，可以避免因煎炸使某些营养成分变性，提高乳汁质量。

催乳师推荐的下奶食材

一说到催乳食物，很多妈妈首先想到的就是传统的鲫鱼汤、猪蹄汤等，其头催乳的食物有很多，妈妈在哺乳期可以根据自己喜好选择搭配。

猪蹄

猪蹄营养丰富，被人们称为"类似于熊掌的美味佳肴"，是产后新妈妈的催乳佳品。

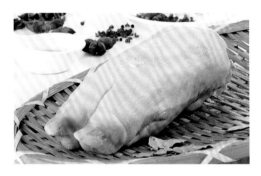

♥ 食补功效

①加速新陈代谢：猪蹄中含有丰富的胶原蛋白，胶原蛋白可促进毛发、指甲生长；猪蹄汤还具有催乳作用，对哺乳妈妈能起到催乳和美容的双重功效。

②镇静神经助睡眠：猪蹄中的胶原蛋白由众多的氨基酸组成，这些氨基酸在人体内参与合成胶原，而且它在大脑细胞中是一种中枢神经抑制性递质，对中枢神经起镇静作用。

❗ 食用禁忌

①胃肠消化功能弱的妈妈一次不可吃太多猪蹄。

②临睡前不宜喝猪蹄汤，以免增加血液黏稠度。

虾

虾的口味鲜美、营养丰富，有"菜中之甘草"的美称。

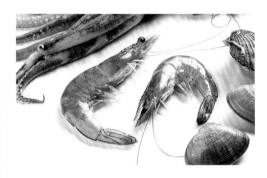

♥ 食补功效

①有很好的通乳作用：虾营养丰富，肉质松软，易消化，对身体虚弱以及产后需要调养的妈妈来说是极好的选择。虾的通乳作用较强，并且富含磷、钙，对产后乳汁分泌较少、胃口较差的新妈妈很有补益作用。

②保持充沛的体力和精力：海虾中含有三种重要的脂肪酸，能使妈妈长时间保持充沛的精力和体力，以更好地照顾和护理宝宝。

❗ 食用禁忌

哺乳妈妈食用虾后要观察宝宝是否有过敏现象，如果有，就要立即停止食用。色发红、身软、掉头的虾不新鲜，尽量不买。

扫一扫
轻松下奶

⬤ 茭白

茭白口感甘美,鲜嫩爽口,具有催乳、缓解烦躁的功效。

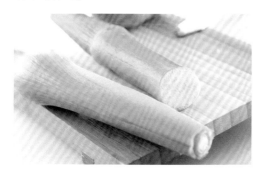

♥ 食补功效

①下奶,增强体质:茭白味甘性寒,有解热防燥和催乳的作用。且茭白中含有的碳水化合物、蛋白质等都能够补充人体所需的营养物质,起到增强体质的作用。

②瘦身美容:茭白水分高、热量低,食用后有饱腹感,是产后瘦身的理想食物。同时,茭白中所含的豆醇可阻止体内黑色素生成,软化皮肤表面角质层,使妈妈的皮肤变得润滑细腻。

❗ 食用禁忌

①脾胃虚寒的妈妈不宜过多食用。

②茭白水分极高,放置时间过长,会失去原本的鲜味,最好即买即吃。若需保存,最好先用纸包住,再用保鲜膜包一层,放入冰箱保存。

⬤ 莴笋

莴笋中含有丰富的矿物质和膳食纤维,是新妈妈的下奶佳品。

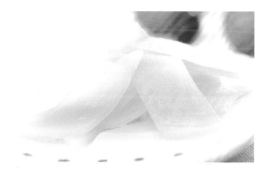

♥ 食补功效

①催乳下乳:莴笋的含钾量十分丰富,有利于体内的电解质平衡,促进新妈妈排尿和乳汁分泌。

②帮助消化:莴笋中的乳状浆液能够增强胃液、胆汁以及消化腺的分泌,促进消化,尤其对于消化功能减弱以及便秘的新妈妈很有帮助。

③补血:莴笋中的铁元素极易被人体吸收,有助改善新妈妈产后缺铁性贫血。

④防癌抗癌:莴笋含有多种维生素和矿物质,具有调节神经系统功能的作用,对某些癌细胞有很强的抑制作用。

❗ 食用禁忌

莴笋不宜与乳酪同食,否则会引起消化不良,造成腹痛、腹泻。

🌢 鸡蛋

对于哺乳妈妈来说，鸡蛋中的优质蛋白能够提高母乳质量，也是日常生活中必备的营养食物。

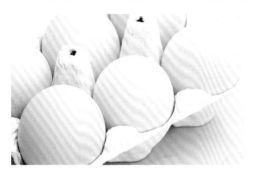

♥ 食补功效

①提高母乳质量，改善贫血：鸡蛋中富含优质蛋白质，能够很好地帮助新妈妈提高母乳质量 。同时，新妈妈产后易贫血，而鸡蛋中的铁对于改善贫血状况有很好的疗效。

②促进宝宝大脑发育，提高机体免疫力：蛋黄中含有的胆碱也被称为"记忆素"，不仅能使新妈妈的记忆力得到加强，当新妈妈通过乳汁将营养传送给宝宝时，还会促进宝宝的大脑发育。鸡蛋中的蛋白质对肝脏组织损伤有很好的修复作用。蛋黄中的卵磷脂可以促进肝细胞再生，还可提高人体血浆蛋白量，增强机体的代谢功能和免疫功能。

❗ 食用禁忌

①未烹制熟透的鸡蛋带有足以致命的沙门氏菌和大肠杆菌，对人体健康危害较大。

②鸡蛋虽然营养丰富，但吃得过多会加重胃肠负担，建议每天吃1~2个即可。

🌢 豌豆

豌豆中含有丰富的碳水化合物、蛋白质、维生素及多种矿物质，具有生津液、通乳的功效。

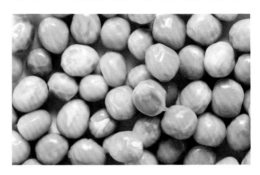

♥ 食补功效

①增加奶量，提高抗病能力：豌豆具有通乳的保健功效，无论是将豌豆煮熟还是将豌豆苗榨汁饮用，都能够增加乳汁分泌，是新妈妈下奶的必备食物。另外，豌豆中富含人体所需的各种营养物质，尤其是含有的优质蛋白质，能够提高机体的抗病能力和恢复能力。

②清肠通便，润泽皮肤：豌豆中含有的膳食纤维可以促进肠道蠕动，解决产后便秘烦恼。豌豆还有清肠排毒的功效，让哺乳妈妈保持健康的体态。不仅如此，豌豆中含有的维生素A原能够在体内转化为维生素，起到润泽皮肤的作用。

❗ 食用禁忌

①食用豌豆过多会引发腹胀，所以妈妈不宜大量食用。

②炒熟的干豌豆不易消化吸收，吃得过多会引发消化不良和腹胀，新妈妈尤其要少吃。

💧 豆腐

豆腐是高蛋白、低脂肪的美食佳品，素有"植物肉"的美称。

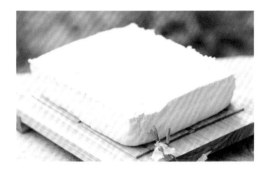

🍃 食补功效

①增加乳汁中钙的含量：豆腐的消化吸收率达 95% 以上，两小块豆腐，就可满足一天钙的需要量，可使乳汁保持稳定的含钙量，有益于宝宝的生长发育。

②清洁肠胃：豆腐是补益清热的养生食物，常食可补中益气、清热润燥、生津止渴、清洁肠胃，更适于热性体质的妈妈调养食用。

③防治骨质疏松：豆腐含有丰富的植物雌激素，对防治骨质疏松有良好的作用。

④改善心血管功能：豆腐不含胆固醇，很适合高胆固醇血症、高血压、高血脂以及动脉硬化、冠心病患者食用。

❗ 食用禁忌

①患有产后痛风的妈妈忌食豆腐。

②脾胃虚寒、经常腹泻便溏的妈妈忌食。

③过量食用豆腐易导致碘缺乏。

💧 木瓜

木瓜有丰胸催乳的效果，被称为"催乳丰胸之王"。

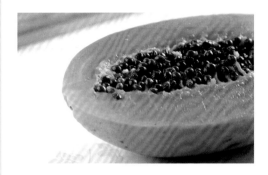

🍃 食补功效

①丰胸、催乳、瘦身：木瓜中含有的木瓜酶能够刺激雌激素分泌，助益乳腺发育，起到丰胸催乳的效果。不仅如此，木瓜中含有的木瓜蛋白酶可以帮助消化蛋白质和碳水化合物，促进人体对食物的消化吸收，并起到分解脂肪、促进新陈代谢的作用。哺乳妈妈经常食用可以减少身体内的脂肪含量，防止身材过胖。

②清心润肺，帮助消化：适当吃些木瓜，可以调理胃肠功能，增强免疫力。木瓜中含有的维生素C和β-胡萝卜素有很强的抗氧化能力，可以帮助机体修复组织，消除体内有毒物质，还可以减轻妊娠纹，使晦暗的皮肤焕发光泽，使肌肤变得细腻、白皙。

❗ 食用禁忌

木瓜中含有番木瓜碱，有小毒，不宜过量食用。不宜用铁铅器皿盛放切开的木瓜。

花生

花生营养价值很高，被人们称为"长寿果"，还有催乳养血的功效。

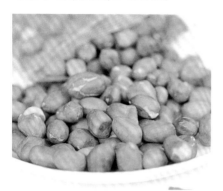

♥ 食补功效

①催乳，补血：花生具有扶正补虚、健脾和胃的功效，通乳作用强。花生还有很好的补血功效，尤其是花生红衣。

②滋润肌肤：花生所含的人体必需氨基酸能增强新妈妈的记忆力，所含的维生素E能润肤。

❗ 食用禁忌

花生较难消化，患有肠炎、痢疾、消化不良的妈妈最好不要食用。

莲藕

莲藕微甜而脆，生食熟吃都可以，是产后新妈妈上好的滋补佳珍。

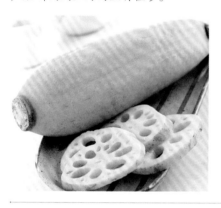

♥ 食补功效

①清除子宫瘀血：莲藕中含有大量的碳水化合物、维生素和矿物质，营养丰富，清淡爽口，是祛瘀生新的佳蔬良药。

②清热生乳：莲藕富含铁、钙等矿物质，有明显的补气益血、清热生乳的功效。

❗ 食用禁忌

莲藕性偏凉，所以新妈妈不宜过早食用，一般产后2周后再吃。

鲤鱼

鲤鱼体态肥壮，肉质细嫩鲜美，营养价值很高，孕期和产后都可以常食。

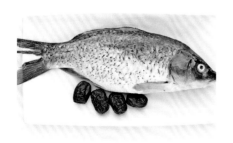

♥ 食补功效

①通乳、下乳：鲤鱼富含优质蛋白质，人体消化吸收率可达96%，可利水消肿、通乳下奶，对乳汁不通、乳汁少的哺乳妈妈很有益处。

②有利于排恶露：产后食用能促进恶露排出。

❗ 食用禁忌

鲤鱼是发物，剖宫产和会阴侧切的新妈妈最好等伤口愈合后再食用。

黄花菜

黄花菜具有很好的催乳作用，被称作"催乳圣品"。

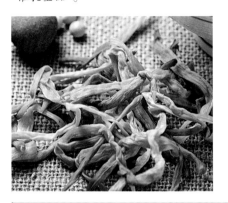

❤ 食补功效

预防产后便秘，缓解乳汁分泌不畅：黄花菜对新妈妈产后乳汁分泌不畅有很好的疗效，富含的膳食纤维有助于预防便秘。

❶ 食用禁忌：

新鲜的黄花菜一定不要直接吃，最好用温水进行多次浸泡之后再食用，这样能去掉对人体有害的秋水仙碱。出于安全考虑，建议食用干黄花菜。

牛奶

牛奶是最古老的天然饮料之一，被称为"接近完美的食物"。

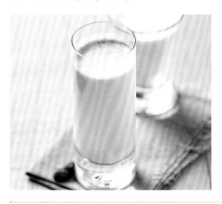

❤ 食补功效

①补钙：喝牛奶有助于保持母乳中钙含量的相对稳定。因哺乳会动用妈妈骨骼中大量的钙供给宝宝，易引起妈妈缺钙和骨质疏松。

②帮助睡眠：睡前一杯温热的牛奶，对失眠的哺乳妈妈特别有效。

❶ 食用禁忌

乳糖不耐受的妈妈不要空腹喝牛奶，喝牛奶的时候要吃些面包、糕点等。

鲫鱼

从古至今，鲫鱼都是催乳的佳品，鲫鱼有和中补虚、渗湿利水、通乳之功效。

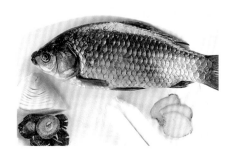

❤ 食补功效

①补虚又通乳：鲫鱼含有丰富的蛋白质、脂肪、钙、磷、维生素等营养素，有健脾利湿、和中开胃、活血通络、温中下气的功效，对产后脾胃虚弱的妈妈有很好的滋补作用。

②修复肌肤：食用鲫鱼有助于改善妈妈肌肤。

❶ 食用禁忌

感冒发热期间不宜多吃。

42 天哺乳妈妈营养配餐

产后第 1 周：去恶露

	早餐	点心	午餐	点心	晚餐	点心
第1天	（餐前：月子生化汤）小米粳米红枣粥、鸡蛋	紫菜馄饨	麻油猪肝、白萝卜排骨汤、麻油菠菜、米饭	银耳莲子羹	西红柿瘦肉面、绿叶蔬菜	薏苡仁红豆汤
第2天	（餐前：月子生化汤）小米红枣乌梅粥、鸡蛋	豆腐脑	彩椒炒猪肝、白萝卜汤、芹菜干子炒肉丝、米饭	梨子露	菌菇排骨汤面、绿叶蔬菜	薏苡仁红豆汤
第3天	（餐前：月子生化汤）南瓜薏苡仁粥、鸡蛋	玫瑰花茶	红枣猪肚汤、鸭血黄豆芽豆腐汤、香菇青菜、米饭	水果、点心	芥兰炒牛肉、炒油麦菜、白萝卜汤、玉米粳米饭	银耳莲子羹
第4天	紫菜馄饨、鸡蛋	薏苡仁红豆汤	麻油猪肝、西芹百合、腰果鸡丁、胡萝卜玉米骨头汤、米饭	水果、点心	板栗烧鸡、黄花菜瘦肉汤、绿叶时蔬、南瓜饭	枸杞小米粥
第5天	牛奶、馒头、鸡蛋	藕粉	清蒸鲈鱼、菌菇排骨汤、鸡蛋炒花菜、麻油菠菜、米饭	水果、点心	胡萝卜烧肉、西红柿猪肝汤、炒生菜、黄豆糙米饭	薏苡仁红豆汤
第6天	小米红枣乌梅粥、鸡蛋、蔬菜	牛奶、米糕	豌豆玉米炒虾仁、豇豆炒肉片、绿叶时蔬、紫菜鸡蛋汤、米饭	水果、山芋	黄花菜烧肉、香菇青菜、白萝卜汤、黑米糯米饭	银耳莲子羹
第7天	豆浆、菜包、鸡蛋	芝麻糊	红烧排骨、红枣黑豆甲鱼汤、彩椒炒莲藕、绿叶时蔬、米饭	水果、玉米	瘦肉烧鳝鱼、芹菜炒肉丝、绿叶蔬菜、蔬菜汤、小米粳米饭	牛奶点心

注：生化汤一般顺产吃 5 天，剖宫产吃 3 天，具体按照实际情况定。

● 产后第 2 周：补气血，收缩内脏

	早餐	点心	午餐	点心	晚餐	点心
第1天	黑米葡萄干粥、鸡蛋、蔬菜	玫瑰花茶、点心	麻油腰花、红枣公鸡汤、绿叶时蔬、甜椒面筋、米饭	梨子露、芋头	三鲜面（黑木耳、排骨、胡萝卜）绿叶蔬菜	牛奶南瓜羹
第2天	八宝粥、蔬菜、鸡蛋	豆腐脑、烧饼	清蒸鲈鱼、红枣猪肚汤、青椒土豆丝、绿叶时蔬、米饭	水果、山药	清蒸乳鸽、鸡蛋炒秋葵、绿叶时蔬、冬瓜鸭舌汤、黑米糯米饭	芒果西米露
第3天	枸杞虾仁粥、蔬菜	牛奶、点心	海带烧鸭块、菠萝炒肉片、黑鱼片汤、绿叶时蔬、西红柿金针菇、米饭	玉米、水果	黄酒蒸虾、黑豆腰花汤、清炒黄豆芽、麻油菠菜、薏苡仁饭	银耳莲子羹
第4天	紫菜馄饨、鸡蛋	豆浆、点心	麻油腰花、西葫芦胡萝卜肉片、首乌鲫鱼汤、西芹百合、米饭	梨子露、蛋糕	藕圆子、烧鱼块、当归排骨汤、绿叶时蔬、黑米饭	木瓜花生汤
第5天	山药枸杞粥、蔬菜、鸡蛋	牛奶、点心	胡萝卜烧牛腩、莴笋炒肉片、枸杞公鸡汤、绿叶蔬菜、米饭	芝麻汤圆、水果	麻油腰花面、绿叶时蔬	薏苡仁红豆汤
第6天	南瓜薏苡仁粥、蔬菜、鸡蛋	葛根粉	香煎鳕鱼、鸡肉西蓝花、猪蹄老鸭汤、绿叶时蔬、米饭	水果、山芋	黄花菜烧肉、毛豆烧藕圆、西红柿鱼圆汤、绿叶时蔬、黑米饭	牛奶、蛋糕
第7天	芝麻汤圆、鸡蛋	豆浆、点心	黄豆烧猪脚、红枣黑豆甲鱼汤、彩椒炒莲藕、绿叶时蔬、米饭	木瓜炖雪蛤	陈皮牛柳、芹菜炒虾仁、白萝卜骨头汤、绿叶时蔬、南瓜饭	陈皮梨子露

产后第 3 周：开始进补

	早餐	点心	午餐	点心	晚餐	点心
第1天	板栗粥、鸡蛋、蔬菜	豆浆、点心	清蒸多宝鱼、枸杞鸽子汤、甜椒肉片面筋、绿叶时蔬、米饭	酒酿小元宵、水果	麻油鸡翅、麻油紫包菜、西蓝花肉片、昂刺鱼豆腐汤、南瓜饭	银耳莲子羹
第2天	面包夹奶酪、牛奶	葛根粉	虾仁烧豆腐、肉末茄子、绿叶时蔬、胡萝卜牛肉汤、米饭	水果、芋头	香菇烧鸡、肉丝炒茭白、绿叶时蔬、丝瓜蛋汤、黑米糯米饭	薏苡仁红豆汤
第3天	虾仁粥、蔬菜	牛奶、点心	海带烧鸭块、芥兰炒肉片、绿叶时蔬、山药乌鱼汤、米饭	玉米、水果	豆腐烧肉、西红柿炒鸡蛋、绿叶时蔬当归黄芪乌鸡汤、黄豆糙米饭	陈皮梨子露
第4天	紫菜馄饨、鸡蛋	玫瑰花茶、点心	红枣蒸鸡、西芹百合、蔬菜汤、米饭	水果、山芋	水煮虾、地三鲜、绿叶时蔬、山药排骨汤、玉米饭	牛奶麦片
第5天	八宝粥、鸡蛋	牛奶、点心	胡萝卜烧肉、彩椒炒藕片、绿叶时蔬、豆腐鸭血汤、米饭	锅贴、水果	牛肉白菜饺子、绿叶时蔬、莲藕排骨汤	红枣小米粥
第6天	芝麻汤圆鸡蛋	薏苡仁红豆汤	红烧鲳鱼、鸡蛋炒花菜、绿叶时蔬、香菇鸡汤、米饭	水果、南瓜	黄花菜烧肉、炒南瓜、绿叶时蔬、首乌鲫鱼汤、黑米糯米饭	牛奶、点心
第7天	鸡丝粥、蔬菜	豆浆、点心	白果胡萝卜炒甲鱼、肉末茄子、绿叶时蔬、西红柿猪肝汤、米饭	酒酿鸡蛋	彩椒炒鳝鱼片、宫保鸡丁、绿叶时蔬、白萝卜瘦肉汤、南瓜饭	水果、燕窝

● **产后第 4 周：综合调养**

	早餐	点心	午餐	点心	晚餐	点心
第1天	三鲜面（鸡蛋、黑木耳、猪肝）	水果	黄豆猪蹄、绿叶时蔬甜椒面筋、海鲜汤、米饭	薏苡仁红豆汤	麻油紫包菜、西蓝花肉片、昂刺鱼豆腐汤、黑米糯米饭	牛奶、点心
第2天	山药枸杞粥、鸡蛋	水果	清蒸鲈鱼、肉末茄子、枸杞鸡汤、炒生菜、米饭	芝麻糊	彩椒鸡柳、肉末炒豇豆、白萝卜排骨汤、绿叶时蔬、米饭	牛奶、点心
第3天	胡萝卜虾仁粥、蔬菜、鸡蛋	水果	冰糖鸭块、鸡蛋炒丝瓜、香菇青菜、木瓜鱼汤、米饭	玉米	茨菰烧肉、清炒黄豆芽、当归黄芪乌鸡汤、麻油菠菜、米饭	牛奶南瓜羹
第4天	青菜馄饨、鸡蛋	水果	红烧小黄鱼、西芹百合、西葫芦胡萝卜肉片、紫菜蛋汤、米饭	芋头、梨子露	藕圆子、排骨烧四季豆、山药鱼汤、绿叶时蔬、米饭	木瓜花生汤
第5天	八宝粥、鸡蛋	水果	胡萝卜烧肉、彩椒炒藕片、绿叶时蔬、芸豆猪蹄汤、米饭	芝麻汤圆	麻油鸡、肉片炒黄瓜、西红柿鱼圆汤、炒生菜、米饭	牛奶、点心
第6天	全麦面包夹煎鸡蛋、蔬菜、牛奶	水果	山药彩椒猪肝、绿叶时蔬、花菜炒肉片、红枣鸽子汤、米饭	山芋、银耳莲子羹	黄花菜烧肉、炒南瓜、麻油菠菜、米饭	牛奶、点心
第7天	鸡丝粥、蔬菜、鸡蛋	水果	胡萝卜烧牛腩、绿叶时蔬、彩椒炒莲藕、冬瓜鸭舌汤、米饭	鸭血粉丝	昂刺鱼烧豆腐、麻油紫包菜、烤鸭、炒西芹、红枣猪肚汤、米饭	牛奶、点心

产后第5周：恢复体力

	早餐	午餐	日间加餐	晚餐	点心
第1天	杂粮煎饼、豆浆	清蒸鲈鱼、绿叶时蔬、老鸭煲汤、米饭	水果、南瓜	香菇鸡汤、绿叶时蔬、小米大米饭	红枣枸杞银耳莲子羹
第2天	山药枸杞粥、蔬菜、鸡蛋	豆腐皮包肉、绿叶蔬菜、西红柿金针菇乌鱼汤、米饭	红枣小米粥、水果	麻油紫包菜、豌豆玉米炒鸡丁、红枣猪肚汤、黑米糯米饭	牛奶、点心
第3天	菠菜鸡粒粥、煮鸡蛋	白果炒牛蛙、绿叶蔬菜、玉米排骨汤、鸡蛋炒河粉	山芋、水果	麻油猪肝、西红柿炒鸡蛋、丝瓜肉圆汤、花生小米粥	牛奶炖木瓜
第4天	面包夹奶酪、鸡蛋	萝卜炖牛筋、芹菜肉丝炒土豆丝、山药鲫鱼汤、米饭	山药、水果	枸杞鸽子汤面、绿叶蔬菜	薏苡仁红豆汤
第5天	蒸饭包油条、豆浆	鲜虾炒西芹、绿叶时蔬、胡萝卜蘑菇汤、米饭	酒酿鸡蛋	彩椒炒牛肚、绿叶时蔬、大白菜鲜肉饺子	陈皮梨子露
第6天	南瓜薏苡仁粥、蔬菜、鸡蛋	清蒸鳕鱼、西红柿炒鸡蛋、绿叶时蔬、米饭	玉米、水果	红烧兔肉、红椒炒莲藕、绿叶时蔬、黄豆糙米糯米饭	牛奶、点心
第7天	牛奶麦片、馒头、鸡蛋	彩椒炒鳝鱼片、绿叶时蔬、紫菜鸡蛋汤、米饭	鸭血馄饨、百香果茶饮加蜂蜜	黑木耳胡萝卜炒腰花、绿叶时蔬、丝瓜虾仁汤、南瓜米饭	红枣枸杞银耳莲子羹

◆ 产后第 6 周：重质不重量，按需进补

	早餐	午餐	日间加餐	晚餐	点心
第1天	豆腐脑、油条	红烧大排、胡萝卜芹菜炒干子、西红柿乌鱼片汤、米饭	薏苡仁红豆汤、水果	银鱼蒸蛋、白果炒甲鱼、菊花脑蛋汤、黑米糯米饭	葛根粉
第2天	南瓜薏苡仁粥、坚果、蔬菜	粉皮炒黄豆芽、绿叶时蔬、鱼头炖豆腐、米饭	锅贴、豆浆	清蒸鲈鱼、菠萝炒鸡肉、青菜汤、馒头	海参小米粥
第3天	胡萝卜牛肉粥、煎鸡蛋	水煮虾、毛豆空心菜榨菜小炒、西红柿瓠子肉圆汤、米饭	芋头、水果	冬瓜海带排骨汤、绿叶时蔬、三鲜饺子	酸奶、全麦面包
第4天	烧饼、豆浆	香菇烧鸡、绿叶时蔬、鸭血豆腐汤、米饭	银耳莲子羹、水果	虾仁炒西蓝花、绿叶时蔬、丝瓜肉圆汤、山芋饭	薏苡仁红枣百合汤
第5天	枸杞小米粥、肉包子	羊肉粉丝汤、绿叶时蔬	南瓜饼、牛奶	党参鸽子汤面、绿叶时蔬	薏苡仁红豆汤
第6天	馒头夹奶酪、鸡蛋、牛奶	清炒绿豆芽、黄芪当归鸡汤、鳗鱼饭	木瓜牛奶饮、杂粮面包	红烧牛腩、西红柿炒鸡蛋、麻油菠菜、什锦海鲜面、玉米饭	藕粉
第7天	莲子芡实粥、鸡蛋、蔬菜	花生烧带鱼、芹菜肉丝炒香菇、竹荪老鸭汤、米饭	玉米、水果	鸡肉炒豇豆、绿叶时蔬、白萝卜排骨汤、黄豆糙米饭	牛奶麦片

附录 哺乳姿势大搜罗

当新妈妈怀抱着温暖的小人儿，心中千丝万缕的母爱化作香甜濡热的乳汁奔涌而出，感受着宝宝急促的吸吮、听着他响亮的吞咽声、看着他的小脸因为这样贴近妈妈而流露出无比舒适幸福的表情，那美妙的哺乳时刻，永世难忘！那么，什么才是最舒服的哺乳姿势呢？

妈妈坐着舒服：全身肌肉要放松，腰后、肘下、怀中要垫好枕头。如果坐在椅子上，踩只脚凳，将膝盖提高。如果坐在床上，就用枕头垫在膝盖下。不要前倾身体将乳头送进宝宝嘴里，而是利用枕头将宝宝抱到自己胸前。

宝宝躺着舒服：宝宝横躺在妈妈怀里，整个身体对着妈妈的身体，脸对着妈妈的乳房。宝宝的头应该枕在妈妈的前臂或者肘窝里，妈妈用前臂托住宝宝的背，用手托住宝宝的屁股或腿。

正确哺乳：鼓励宝宝正确地含住乳房，宝宝吮吸的应该是妈妈的乳头和大部分乳晕，这样才能有效地刺激乳腺分泌乳汁。仅仅吮吸乳头不仅不会让宝宝吃到奶，而且容易引起妈妈乳头皲裂。在这里介绍几种常见的哺乳姿势，妈妈可以从中找到最适合自己的身姿和方法。

1 摇篮式

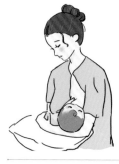

做法：妈妈坐在床上或椅子上，先用一只手臂的肘关节内侧支撑住宝宝的头，让他的腹部紧贴住妈妈的身体，再用另一只手托着乳房，将乳头和大部分乳晕送到宝宝口中。

优势：这种方法最容易学，新妈妈最常用这种姿势。而且无论是在家里还是公共场合都适用。

2 交叉摇篮式

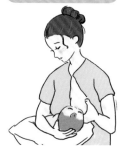

做法：交叉摇篮式和传统的摇篮式看似一样，其实是有区别的。当宝宝吮吸左侧乳房时，是躺在妈妈右胳膊上的。此时，妈妈的右手扶住宝宝的脖子，轻轻地托住宝宝，左手可以自由活动，帮助宝宝更好地吮吸。

优势：能够更清楚地看到宝宝吃奶的情况，适用于早产或者吃奶有困难的宝宝。宝宝也因为没有被紧紧抱住，会感觉更舒服。

3 足球式

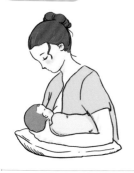

做法：让宝宝躺在一张较宽的椅子或者床上，将他置于妈妈手臂下，头部靠近妈妈的胸部；再用前臂支撑他的背，让颈部和头枕在妈妈的手上。然后在宝宝头部下方垫上一个枕头，让他的嘴能接触到乳头。

优势：这种姿势适用于侧切和剖宫产的妈妈，对伤口的恢复有利；但是这种姿势掌握不好会造成背疼、脖子疼，妈妈不必勉强。

4 鞍马式

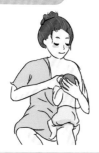

做法：宝宝骑坐在妈妈的大腿上，面向妈妈；妈妈用一只手扶住宝宝，另一只手托住自己的乳房。

优势：这个姿势适合较大一点的宝宝。小宝宝也可以采用这种姿势，尤其是对嘴部患有疾病的宝宝特别适用。

5 半卧式

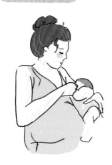

做法：在宝宝头下垫两个枕头，妈妈把宝宝抱在怀中，一只手托住宝宝背部和臀部，另一只手帮助宝宝吃奶。

优势：乳房太大的妈妈可以采用这种姿势，对于那些吃奶困难的宝宝来说，这种姿势更加舒服、有效。

6 侧卧式

做法：妈妈先侧躺着，头枕在枕头上。然后让宝宝在面向你的一方侧躺，让他的嘴和你的乳头成一直线，用手托着乳房，送到宝宝口中。

优势：这是最适合剖宫产和侧切新妈妈的一种姿势，可以一边哺乳一边休息，伤口也不会因哺乳而疼痛。

图书在版编目（CIP）数据

催乳按摩：视频版 / 李红萍编著 . — 南京：江苏凤凰科学技术出版社，2020.01（2025.01重印）
（汉竹·亲亲乐读系列）
ISBN 978-7-5537-7062-8

Ⅰ.①催… Ⅱ.①李… Ⅲ.①催乳 – 按摩疗法（中医）– 图解
Ⅳ.① R271.43-64

中国版本图书馆 CIP 数据核字（2019）第 212561 号

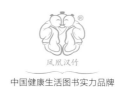

中国健康生活图书实力品牌

催乳按摩：视频版

编　　　著	李红萍	
主　　　编	汉竹	
责 任 编 辑	刘玉锋	
特 邀 编 辑	陈岑	
责 任 校 对	仲敏	
责 任 监 制	刘文洋	

出 版 发 行	江苏凤凰科学技术出版社
出版社地址	南京市湖南路 1 号 A 楼，邮编：210009
出版社网址	http://www.pspress.cn
印　　　刷	苏州工业园区美柯乐制版印务有限责任公司

开　　　本	720mm×1000mm　1/16
印　　　张	7
字　　　数	120 000
版　　　次	2020 年 1 月第 1 版
印　　　次	2025 年 1 月第 17 次印刷

标 准 书 号	ISBN 978-7-5537-7062-8
定　　　价	29.80 元（扫描书内二维码 催乳按摩同步学）

图书如有印装质量问题，可向我社印务部调换。